用耳朵学中医系列丛书·拓展卷

中药速记

吴嘉瑞　张　冰　主编
袁　硕　朗诵

中国中医药出版社

·北京·

图书在版编目（CIP）数据

中药速记/吴嘉瑞，张冰主编．—北京：中国中医药出版社，
2011.5（2022.3 重印） 用耳朵学中医系列丛书·拓展卷）
ISBN 978－7－80231－844－1

Ⅰ.①中… Ⅱ.①吴… ②张… Ⅲ.①中草药－基本知识

Ⅳ.①R282

中国版本图书馆 CIP 数据核字（2009）第 233565 号

中国中医药出版社出版

北京经济技术开发区科创十三街 31 号院二区 8 号楼
邮政编码 100176
传真 010－64405721
廊坊市晶艺印务有限公司印刷
各地新华书店经销

开本 889×1194 1/64 印张 5.25 字数 120 千字
2011 年 5 月第 1 版 2022 年 3 月第 13 次印刷
书号 ISBN 978－7－80231－844－1

定价 25.00 元（含光盘）
网址 www.cptcm.com

服 务 热 线 010－64405510
购 书 热 线 010－89535836
维 权 打 假 010－64405753

微信服务号 zgzyycbs
微商城网址 https://kdt.im/LIdUGr
官方微博 http://e.weibo.com/cptcm
天猫旗舰店网址 https://zgzyycbs.tmall.com

如有印装质量问题请与本社出版部联系（010－64405510）

用耳朵学中医系列丛书
拓展卷

编委会

总 主 编	王国辰
副总主编	王玉兴　林超岱
	李秀明　李占永
策　　划	马　勤　裴　颢
编　　委	（以姓氏笔画为序）
	马　勤　马星光
	朱文增　吴　霞
	张　丹　赵　盛
	贺登峰　裴　颢

用耳朵学中医系列丛书·拓展卷

《中药速记》编委会

主　审　颜正华

主　编　吴嘉瑞　张　冰

编　委　高　赫　贾黎华

　　　　高　鹏　王双艳

出版说明

"风声，雨声，读书声，声声入耳……"

朗读，是一种享受，也是一种美。古人称读书为"念书"，所谓念，就是要大声地读出来，要饱含情感，要抑扬顿挫，在朗读中体味语言的意境美。可是不知从何时起，看书取代了读书，成为当下中国人学习的主流方式。语言是信息的载体，文字和声音都是这个载体的重要组成部分。缺失了一者，信息就是残缺不全的。高效率的读书讲究"眼到、耳到、口到、手到、心到"，就是要尽可能全面地获得语言本身传递的信息。如今，我们只剩下了"两到"，甚至"一到"，这不能不说是一种遗憾。

古代学习中医往往是耳提面命、口授

心传，先生边念边讲，弟子边听边背，出自师口，入之徒耳，即便当时不完全理解，然而"书读百遍，其义自现"。反复的听闻和诵读，可以通过声音不断揣摩和体会文字所携带的信息，更有助于理解文义。不仅记得牢，而且学得快。现代人学习中医，没有了师徒授受的环境，又丢失了诵读的习惯，因此难以理解经典的意思，学起来也觉得枯燥无味，这成了学习中医的一大障碍。

有没有一种方式，能够解决这个问题呢？《用耳朵学中医系列》就是这样一套丛书。

我们请专业人员为这套丛书配以同步的录音，对需要记忆，特别是机械记忆的部分进行重点的诵读，让读者无论是在教室或宿舍里，还是在操场及花园中，甚至在床上和旅途中，都能边听边看，边听边读，边听边背。让磁性的声音、优美的文笔交融在一起，从多角度冲击我们的大脑，帮助我们更好地学习和记忆中医基础知识。

拓展卷共包含三册:《方剂趣记》、《中药速记》、《经络腧穴认记》。为了让读者能方便携带、轻松阅读、易于背诵,在正文部分采用了"开本小而字不小"的方式,以获得更为舒适的学习享受。

卫生部副部长、国家中医药管理局局长王国强教授对本丛书的编辑出版给予了指示和深切关注。

由于出版此类图书是我们新的尝试,不足之处在所难免,恳请各位读者提出宝贵意见,以便我们在今后修订提高。

出 版 者

2011 年 3 月

编写说明

本书是与普通高等教育"十一五"国家级规划教材相配套的系列助学丛书之一，是我国第一个中医药院校"国家级教学团队"（教育部授予）——北京中医药大学中药学教学团队的教材建设成果之一。

书中每味中药下列药性、功效特点、主治病证、用法用量、使用注意等项。其中，药性部分集中选取四气、五味、归经和有毒无毒为主要内容；功效特点和主治病证部分以表格方式将功能与主治一一对应列表呈现，以利于读者记忆；用法用量部分对药物常用剂量和特殊用药方法，如先煎、后下、包煎等进行了简明讲解；使用注意部分着重对证候禁忌、配伍禁忌（十八反、十九畏）、妊娠禁忌等安全用药信息进行了概括性说明。

此外，针对中药学学习中的突出难点问题——药物功效与主治的记忆，本书于各章节前和每味中药后编写了相应的助记歌诀，歌诀力求在合辙押韵的基础上，集中反映每章药物的综合特点和每味药物的主要药性与功能主治特点，帮助读者有效地学习、记忆中药学基本知识。

本书既可以作为高等院校中医药各专业学生的助学书，也可以作为执业药师、执业医师考试等的复习书籍。读者在使用本书温习中药学时，可以将药物功能作为重点记忆对象，同时结合功能记忆相关主治病证，突出功能和主治病证的对应性关系进行联想记忆，如麻黄具有发汗解表功能，因此主治病证包括外感风寒表证；又如人参具有大补元气功能，因此主治病证包括气虚欲脱证等。在熟练记忆功能和主治病证的基础上，背诵助记歌诀，必有事半功倍之效果。

希望本书能成为广大读者学习、记忆

中药学的良师益友。

本书编写过程中得到了国医大师颜正华教授的指导与关心，并承蒙颜老亲自审定，特此表示由衷感谢。

主编　吴嘉瑞
2011 年于北京

目　录

第一章　解表药

第一节　发散风寒药

第二节　发散风热药

第二章　清热药

第一节　清热泻火药

第二节　清热燥湿药

第三节　清热解毒药

第四节　清热凉血药

第四章 祛风湿药

第一节 祛风寒湿药

第二节 祛风湿热药

第三节 祛风湿强筋骨药

第五章　化湿药

第六章　利水渗湿药

第一节　利水消肿药

第二节　利尿通淋药

第七章　温里药

第八章　理气药

第九章　消食药

第十章　驱虫药

第十一章　止血药

第一节　凉血止血药

第二节　化瘀止血药

第三节　收敛止血药

第四节　温经止血药

第十二章　活血化瘀药

第十四章　安神药

第一节　重镇安神药

第二节　养心安神药

第十五章　平肝息风药

第一节　平抑肝阳药

第二节　息风止痉药

第十六章　开窍药

第十七章　补虚药

第一节　补气药

第二节 补阳药

第三节　补血药

第四节　补阴药

第十八章　收涩药

第一节　固表止汗药

第二节　敛肺涩肠药

第三节　固精缩尿止带药

第十九章　涌吐药

第二十章　攻毒杀虫止痒药

第一章 解表药

本章歌诀

第一节 发散风寒药

辛温解表散风寒，麻黄发汗宣肺专；
桂枝解肌助阳气，紫苏行气宽中脘；
生姜止呕降呃逆，香薷暑月寒湿散；
荆芥止血消风疹，防风止痛解痉挛；
羌活胜湿止痛痹，白芷排脓治鼻渊；
细辛通窍化痰饮，巅顶疼痛藁本善；
风湿周痹苍耳子，辛夷温通利头面；
胡荽柽柳鹅不食，寒凝结络葱白散。

第二节 发散风热药

发散风热辛苦凉，利咽疏肝薄荷香；
蔓荆轻浮利头目，解毒透疹用牛蒡；

豆豉除烦宣郁热，蝉蜕息风除翳障；
桑叶清肺抑肝阳，菊花清肝明目良；
葛根解肌生津液，柴胡疏肝解少阳；
升麻解毒善升阳，浮萍利尿止瘙痒；
木贼退翳止血泪，风热温病发解偿。

第一节　发散风寒药

1. 麻黄

药性　辛、微苦，温。归肺、膀胱经。

功效特点	主治病证
发汗解表	外感风寒表实证
宣肺平喘	风寒外束，肺气壅遏之咳嗽气喘
利水消肿	风水水肿兼有表证
温散寒邪	风寒湿痹，阴疽流注

用法用量　煎服，2~9g。发汗解表宜生用，止咳平喘多炙用。

使用注意　凡表虚自汗、阴虚盗汗及虚喘者均应慎用。

歌诀 麻黄辛温入肺膀，发汗解表最为强，
风水水肿见即消，宣肺平喘其在行。

2. 桂枝

药性 辛、甘，温。归心、肺、膀胱经。

功效特点	主治病证
发汗解表	风寒表实、表虚证
温经通脉	月经不调；经闭；痛经
温通阳气	痰饮证；水肿证；胸痹心悸
温中散寒	中焦虚寒腹痛

用法用量 煎服，3~9g。

使用注意 凡外感热病、阴虚火旺、血热妄行等证，均当忌用。孕妇及月经过多者慎用。

歌诀 桂枝性温味甘辛，入药主归肺膀心，
发表解肌通经脉，助阳化气阳虚饮。

3. 紫苏

药性 辛，温。归肺、脾经。

功效特点	主治病证
发表散寒	外感风寒证
行气宽中	脾胃气滞证，胸闷不舒；妊娠呕吐
安胎	胎动不安（气滞者尤佳）
解鱼蟹毒	鱼蟹中毒引起的腹痛、吐泻

用法用量 煎服，5～9g，不宜久煎。

歌诀 紫苏辛温归肺脾，行气宽中气滞离，
解表散寒兼解毒，亦治胎动恶阻疫。

4. 生姜

药性 辛，温。归肺、脾、胃经。

功效特点	主治病证
发汗解表	外感风寒表证
温中止呕	胃寒呕吐证
祛痰止咳	风寒咳嗽痰多
解毒	解鱼蟹及半夏、天南星毒

用法用量 煎汤，3～9g；或捣汁服。

使用注意 热盛及阴虚内热者忌服。

歌诀 生姜辛温脾肺胃，解表散寒桂枝配，
温肺止咳功卓著，呕家圣药名声最。

5. 香薷

药性 辛，微温。归肺、脾、胃经。

功效特点	主治病证
发汗解表	暑季乘凉，外感风寒证
和中化湿	夏季饮冷，内伤寒湿，腹痛吐泻
利水消肿	水肿，小便不利

用法用量 煎服，3～9g。用于发表，量不宜过大，且不宜久煎；用于利水消肿，量宜稍大，且须浓煎。

使用注意 表虚有汗及暑热证当忌用。

歌诀 香薷辛温归肺脾，发汗解表夏月奇，
利水消肿治脚气，脾胃湿困呕恶医。

6. 荆芥

药性 辛，微温。归肺、肝经。

功效特点	主治病证
祛风解表	外感风寒或风热表证
祛风解痉	产后冒风发痉
祛风透疹	麻疹透发不畅；风疹皮肤瘙痒

功效特点	主治病证
祛风疗疮	疮疡初起兼有表证者
炒炭止血	吐衄下血、崩漏等出血证

用法用量 煎服，4.5~9g，不宜久煎。发表透疹消疮宜生用；止血宜炒用。荆芥穗更长于祛风。

歌诀 荆芥味辛性微寒，发表散风入肺肝，

祛风止痒兼消疮，功擅止血需炒炭。

7. 防风

药性 辛、甘，微温。归膀胱、肝、脾经。

功效特点	主治病证
祛风解表	外感风寒或风热表证
祛风胜湿止痛	风寒痹痛；风疹瘙痒
祛风解痉	破伤风之抽搐痉挛

用法用量 煎服，4.5~9g。

使用注意 阴血亏虚、热病动风者不宜使用。

歌诀 防风性温味辛甘，归经膀胱与脾肝，

祛风解表散风湿，外感表证效可赞。

8. 羌活

药性 辛、苦，温。归膀胱、肾经。

功效特点	主治病证
解表散寒	外感风寒表证之恶寒、发热、头痛、身痛
祛风胜湿止痛	风寒湿痹，关节疼痛（尤以上半身见长）

用法用量 煎服，3~9g。

使用注意 阴血亏虚者慎用。用量过多，易致呕吐，脾胃虚弱者不宜服。

歌诀 羌活解表散寒良，性温归经肾与膀，
辛香温燥善止痛，祛风胜湿上身强。

9. 白芷

药性 辛，温。归肺、胃、大肠经。

功效特点	主治病证
解表散寒	外感风寒表证
祛风止痛	阳明头痛；牙痛；风湿痹痛
宣通鼻窍	鼻渊、鼻塞

功效特点	主治病证
燥湿止带	妇女带下
消肿排脓	疮疡；痈疽

用法用量 煎服，3～9g。外用适量。

使用注意 阴虚血热者忌服。

歌诀 白芷辛温归肺胃，解表散寒风湿退，
燥湿止带通鼻窍，消肿排脓疮毒没。

10. 细辛

药性 辛，温。有小毒。归肺、肾、心经。

功效特点	主治病证
解表散寒	风寒表证，兼阳虚者尤宜
祛风止痛	头痛；牙痛；风寒湿痹痛
宣通鼻窍	鼻渊、鼻塞
温肺化饮	寒饮伏肺之咳喘

用法用量 煎服，1～3g；散剂每次服0.5～1g。

使用注意 阴虚阳亢头痛，肺燥伤阴干咳
者忌用。不宜与藜芦同用。

歌诀 细辛辛温有小毒，解表散寒风湿除，
温肺化饮通鼻窍，功专擅治寒饮伏。

11. 藁本

药性 辛，温。归膀胱经。

功效特点	主治病证
发表散寒	风寒表证夹湿
祛风胜湿止痛	风寒湿痹痛；巅顶头痛；皮肤瘙痒

用法用量 煎服，3～9g。

使用注意 凡阴血亏虚、肝阳上亢、火热内盛之头痛者忌服。

歌诀 藁本辛温入膀胱，祛风散寒除湿强，
　　　　香燥善发巅顶痛，亦兼能治皮肤痒。

12. 苍耳子

药性 辛、苦，温。有毒。归肺经。

功效特点	主治病证
散风寒湿止痛	风寒头痛；风湿痹痛拘挛；风疹瘙痒
通鼻窍	鼻渊流涕

用法用量 煎服，3～9g。或入丸散。

使用注意 血虚头痛不宜服用。

歌诀 苍耳辛温苦有毒，发散风寒防风伍，
祛风除湿擅止痛，宣通鼻窍鼻渊除。

13. 辛夷

药性 辛，温。归肺、胃经。

功效特点	主治病证
散风寒	外感风寒表证
通鼻窍	鼻渊、鼻塞、流涕

用法用量 煎服，3～9g；宜用纱布包煎。

使用注意 鼻病因于阴虚火旺者忌服。

歌诀 辛夷辛温归肺胃，芳香通窍一花蕾，
汤剂包煎三九克，发散风寒细辛配。

14. 葱白

药性 辛，温。归肺、胃经。

功效特点	主治病证
发汗解表	风寒感冒轻证
温通阳气	阴盛格阳证
外用解毒散结	疮痈肿毒

用法用量　煎服，3～9g。外用适量。

歌诀　葱白通阳擅解表，辛温发汗性不燥，

阴盛格阳阳气畅，解毒散结痈肿消。

15. 鹅不食草

药性　辛，温。归肺、肝经。

功效特点	主治病证
解表散寒	风寒表证
通鼻窍	鼻塞不通流涕
温肺止咳	寒痰咳喘
解毒	疮痈肿毒

用法用量　煎服，6～10g。外用适量。

歌诀　鹅不食草归肺肝，善通鼻窍散风寒，

化痰止咳兼解毒，鼻塞头痛服之痊。

16. 胡荽

药性　辛，温。归肺、胃经。

功效特点	主治病证
发表透疹	麻疹透发不畅
开胃消食	消化不良，纳食不佳

用法用量　煎服，3~6g。外用适量。

使用注意　热毒壅盛而疹出不畅者忌服。

歌诀　胡荽辛温主归肺，透疹消食并开胃，

疹出不畅立即服，发散风寒感冒退。

17. 柽柳

药性　辛，平。归肺、胃、心经。

功效特点	主治病证
发汗透疹	麻疹透发不畅，风疹瘙痒
祛风除湿	风湿痹痛

用法用量　煎服，3~10g。外用适量。

使用注意　麻疹已透者不宜使用。用量过大易致心烦、呕吐。

歌诀　柽柳药性是辛平，归肺入胃与心经，

发表透疹除瘙痒，祛风除湿痹痛停。

第二节　发散风热药

1. 薄荷

药性　辛，凉。归肺、肝经。

功效特点	主治病证
疏散风热，清利头目	外感风热，温病初起；风热头痛目赤
利咽透疹	咽喉肿痛；麻疹透发不畅，风疹瘙痒
疏解肝郁	肝气不舒，胸闷胀痛
辟秽	痧胀、腹痛、吐泻

用法用量　煎服，3~6g；宜后下。

歌诀　辛凉解表疏风热，归经肺肝是薄荷，
　　　　疏肝行气利头目，利咽透疹辟湿浊。

2. 牛蒡子

药性　辛、苦，寒。归肺、胃经。

功效特点	主治病证
疏散风热	外感风热，温病初起
宣肺祛痰	风热犯肺或肺热咯痰不畅
解毒透疹	麻疹不透；风热疹痒
利咽散肿	热毒疮肿；咽喉肿痛

用法用量 煎服，6～12g。

使用注意 气虚便溏者慎用。

歌诀 牛蒡利咽功效全，归经肺胃辛苦寒，
　　　　解毒消肿透风疹，疏散风热清肺痰。

3. 蝉蜕

药性 甘，寒。归肺、肝经。

功效特点	主治病证
疏散风热	外感风热，温病初起，音哑
透疹止痒	麻疹透发不畅；风疹皮肤瘙痒
明目退翳	风热目赤；翳膜遮睛
息风止痉	急慢惊风；破伤风

用法用量 煎服，3～10g，或单味研末冲服。

使用注意 孕妇慎用。

歌诀 疏散风热用蝉蜕，止痉明目翳障退，
　　　　利咽开音透麻疹，苦寒清热归肝肺。

4. 桑叶

药性　甘、苦，寒。归肺、肝经。

功效特点	主治病证
疏散风热	外感风热证，温病初起
平肝明目	肝阳上亢，目赤肿痛；视物昏花
清肺润燥	肺热咳嗽；燥热咳嗽
凉血止血	血热吐血

用法用量　煎服，5~9g；或入丸散。外用煎水洗眼。

歌诀　桑叶甘苦药性寒，清肺润燥平抑肝，
　　　　明目镇咳散风热，凉血止血疗外感。

5. 菊花

药性　辛、甘、苦，微寒。归肺、肝经。

功效特点	主治病证
疏散风热	风热感冒；温病初起
平肝明目	肝阳上亢，目赤肿痛；肝阴不足，眼目昏花
清热解毒	痈肿疮毒

用法用量　煎服，5~9g。疏散风热宜用黄

菊花，平肝、清肝明目宜用白菊花。

歌诀　菊花苦甘辛微寒，平息初温风热散，

　　　　清热解毒疗疮痛，功擅明目平抑肝。

6. 蔓荆子

药性　辛、苦，微寒。归膀胱、肝、胃经。

功效特点	主治病证
疏散头面风热	风热感冒，头昏头痛，目赤肿痛
散风除湿	湿痹拘挛

用法用量　煎服，5~9g。

歌诀　蔓荆微寒味辛苦，轻浮上行风热疏，

　　　　归属肝胃膀胱经，善疗面疾清头目。

7. 柴胡

药性　苦、辛，微寒。归肝、胆经。

功效特点	主治病证
疏散退热	表证发热；伤寒少阳证；疟疾
疏肝解郁	肝郁气滞证
升举阳气	气虚下陷，脏器脱垂（胃下垂等）

用法用量　煎服，3~9g。

使用注意　本品性升散，阴虚阳亢、肝风内动、阴虚火旺及气机上逆者忌用或慎用。

歌诀　柴胡苦辛归肝胆，解表退热善疏散，
　　　　提陷升阳托脏腑，截疟更可解郁肝。

8. 升麻

药性　辛、微甘，微寒。归肺、脾、胃、大肠经。

功效特点	主治病证
发表透疹	外感风热头疼；麻疹透发不畅
清热解毒	口舌生疮；咽喉肿痛；温毒发斑；痈肿
升举阳气	气虚下陷，脏器脱垂

用法用量　煎服，3~9g。发表透疹、清热解毒宜生用，升阳举陷宜炙用。

使用注意　麻疹已透、阴虚火旺以及阴虚阳亢者忌用。

歌诀　升麻性寒味辛甘，归经肺脾胃大肠，
　　　　清热解毒升阳气，解表透疹口疮散。

9. 葛根

药性 甘、辛，凉。归脾、胃经。

功效特点	主治病证
解肌退热	外感表证发热，头疼项背强痛
透发麻疹	麻疹透发不畅
生津止渴	热病口渴；阴虚消渴
升阳止泻	湿热泻痢；脾虚泄泻

用法用量 煎服，9～15g。解肌退热、透疹、生津宜生用，升阳止泻宜煨用。

歌诀 葛根透疹味辛甘，解肌退热治外感，
功擅生津止消渴，升阳止泻热毒散。

10. 淡豆豉

药性 苦、辛，凉。归肺、胃经。

功效特点	主治病证
解表	外感风寒或风热表证
除烦	热病胸中烦闷

用法用量 煎服，6～12g。

歌诀 豆豉辛凉治外感，归经肺胃善除烦，

宣发郁热除胸闷，配伍栀子最灵验。

11. 浮萍

药性 辛，寒。归肺、膀胱经。

功效特点	主治病证
发汗解表	外感风热表证
透疹止痒	麻疹透发不畅；风疹瘙痒
利水消肿	水肿，小便不利兼表证

用法用量 煎服 3 ~ 9g。外用适量，煎汤浸洗。

使用注意 表虚自汗者不宜使用。

歌诀 浮萍辛寒止痒棒，利尿消肿归肺膀，
表虚自汗不宜用，发汗解表透疹畅。

12. 木贼

药性 甘、苦，平。归肺、肝经。

功效特点	主治病证
疏散风热	风热表证
明目退翳	目赤翳障
凉血止血	便血；痔疮出血；崩漏

用法用量 煎服，3~9g。

歌诀 木贼性平味甘苦，药力循经肺肝主，
疏散风热一妙药，止血退翳功卓著。

第二章 清热药

本章歌诀

第一节 清热泻火药

石膏泻火煅收湿，烦满疮毒寒水石；
知母生津润肠肺，芦根除烦呕恶止；
解毒鸭跖天花粉，竹叶清心导尿赤；
淡竹除烦利小便，栀子凉血通淋湿；
散结破癥夏枯草，明目润肠决明子；
谷精退翳清头目，密蒙目赤涩多眵；
风瘴目疾青葙子，清热泻火气分实。

第二节 清热燥湿药

黄芩止血安胎动，黄连解毒苦寒重；
黄柏除蒸下焦行，肝胆湿热龙胆清；
苦参杀虫藜芦反，秦皮收涩使目明；

解毒马尾白鲜皮，苦豆三针毒慎用。

第三节　清热解毒药

凉散风热金银花，　解毒消痈连翘佳；

利尿通淋蒲公英，　痈肿疔毒地丁搽；

青叶青黛板蓝根，　利咽凉血治痈发；

重楼小毒惊痫定，　白蔹散结乌头伐；

白花蛇舌半边莲，　利水消肿毒蛇怕；

凉血消痈穿心莲，　土苓专把梅毒杀；

通淋排脓鱼腥草，　射干祛痰利咽哑；

泄热消肿山豆根，　凉血止血马勃撒；

疏肝和胃木蝴蝶，　熊胆息风温水化；

消食化积金荞麦，　慈菇化痰消癥瘕；

截疟止痢白头翁，　鸦胆蚀疣止疟发；

红藤败酱化瘀血，　马齿苋苿止痢滑；

贯众杀虫止吐衄，　消肿散结野菊花；

拳参息风治蛇咬，　漏芦通经把乳下；

青果生津除烦渴，　锦灯金榄利音哑；

化瘀止血地锦草，　四季专敛疮疹发；

翻白委陵止血出，　千里光助目光华；

绿豆祛暑止消渴，清热解毒诸药查。

第四节　清热凉血药

清热凉血水牛角，生地玄参赤芍药；
丹皮活血不留瘀，紫草透疹有奇效。

第五节　清虚热药

青蒿除湿兼解暑，地骨益阴肺火除；
白薇通淋疗疮病，胡黄连与银柴胡。

第一节　清热泻火药

1. 石膏

药性　甘、辛，大寒。归肺、胃经。

功效特点	主治病证
清热泻火，除烦止渴	肺胃气分实热证；肺热咳喘；胃热呕吐；胃火头痛，牙龈肿痛；口疮；实热烦渴，消渴
收湿敛疮生肌	煅后外用治疮溃不敛；湿疹；水火烫伤

用法用量 生石膏煎服，15～60g，宜先煎。煅石膏外用适量。

使用注意 脾胃虚寒及阴虚内热者忌用。

歌诀 石膏性味寒辛甘，肺胃实热尽消散，
　　　　清热泻火除烦渴，收湿敛疮止血善。

2. 寒水石

药性 辛、咸，寒。归心、胃、肾经。

功效特点	主治病证
清热泻火，除烦止渴	热病烦渴；口疮、烫伤等

用法用量 煎服，10～15g。外用适量。

使用注意 脾胃虚寒者忌服。

歌诀 寒水石性如其名，清热泻火凉三经，
　　　　火热邪毒能去除，烦渴口疮服此宁。

3. 知母

药性 苦、甘，寒。归肺、胃、肾经。

功效特点	主治病证
清热泻火	肺胃实热；肺热咳嗽；高热烦渴
滋阴润燥	阴虚燥咳；骨蒸潮热；肠燥便秘；阴虚小便不利

用法用量 煎服，6～12g。

使用注意 脾虚便溏者不宜用。

歌诀 知母苦甘性寒凉，清热泻火是专长，
生津润燥治便秘，骨蒸潮热服之康。

4. 芦根

药性 甘，寒。归肺、胃经。

功效特点	主治病证
清热泻火、生津	热病伤津，烦热口渴
清胃止呕	胃热呕逆
清肺止咳	肺热咳嗽
利尿	热淋涩痛

用法用量 煎服，干品 15～30g；鲜品加倍，或捣汁用。

使用注意 脾胃虚寒者忌服。

歌诀 芦根甘寒入肺胃，清热泻火有作为，
利尿通淋疗疮毒，治呕止渴津液随。

5. 天花粉

药性 甘、微苦，微寒。归肺、胃经。

功效特点	主治病证
清热生津	热邪伤津，口干烦渴；消渴证
清肺润燥	肺热燥咳
消肿排脓	疮痈肿毒

用法用量 煎服，10~15g。

使用注意 不宜与乌头类药材同用。

歌诀 天花粉寒味甘苦，生津止渴疗疮毒，
排脓消肿反乌头，泻肺胃火咳证除。

6. 竹叶

药性 甘、辛、淡，寒。归心、胃、小肠经。

功效特点	主治病证
清心除烦生津	热病烦热口渴；口舌生疮；热入心包神昏
清热利尿	心烦尿赤，小便不利

用法用量 煎服，6~15g；鲜品 15~30g。

使用注意 阴虚火旺、骨蒸潮热者忌用。

歌诀 心火上炎热病缠，竹叶泻火除心烦，
甘辛寒淡走小肠，清热利尿药力传。

7. 淡竹叶

药性 甘、淡，寒。归心、胃、小肠经。

功效特点	主治病证
清热除烦	烦热口渴；口舌生疮
利尿通淋	热淋涩痛

用法用量 煎服，6~9g。

歌诀 淡竹叶寒性淡甘，心胃小肠解热烦，
清热止渴生津液，热淋涩痛服之安。

8. 鸭跖草

药性 甘、淡，寒。归肺、胃、小肠经。

功效特点	主治病证
清热解毒	外感风热；咽喉肿痛；痈肿疮毒
利尿	水肿尿少；热淋涩痛

用法用量 煎服，15~30g。鲜品60~90g。

使用注意 脾胃虚弱者，用量宜少。

歌诀 鸭跖草味甘性寒，清热泻火治热烦，
凉血解毒喉痛消，利水通淋功独擅。

9. 栀子

药性 苦，寒。归心、肺、三焦经。

功效特点	主治病证
泻火除烦	热病心烦；高热烦躁
清热利尿	湿热黄疸；小便短赤；热淋血淋涩痛
凉血解毒	血热出血；痈肿疮毒

用法用量 煎服，5~10g。外用生品适量，研末调敷。

使用注意 本品苦寒伤胃，脾虚便溏者不宜用。

歌诀 甘寒栀子入三焦，热病心烦为要药，
凉血止血擅解毒，清热利湿通水道。

10. 夏枯草

药性 辛、苦，寒。归肝、胆经。

功效特点	主治病证
清肝火	肝火上炎，目赤肿痛，头痛眩晕
散郁结	瘰疬；瘿瘤；乳痈肿痛
降血压	高血压病

用法用量 煎服，9~15g。或熬膏服。

使用注意 脾胃寒弱者慎用。

歌诀 夏枯草性辛苦寒，散结消肿又清肝，
明目止晕降血压，祛瘰消瘿功独擅。

11. 决明子

药性 甘、苦、咸，微寒。归肝、大肠经。

功效特点	主治病证
清肝明目	肝火上炎，目赤肿痛；肝阴亏虚，目暗不明
润肠通便	肠燥便秘

用法用量 煎服，10~15g；用于润肠通便，不宜久煎。

使用注意 气虚便溏者不宜用。

歌诀 决明甘苦性微寒，清热明目又平肝，
火炎阴虚俱可治，亦兼润肠通大便。

12. 谷精草

药性　辛、甘，平。归肝、肺经。

功效特点	主治病证
疏散风热	风热目赤；风热头痛
明目退翳	目赤肿痛，羞明多泪；目生翳障

用法用量　煎服，5～10克。

使用注意　阴虚血亏之眼疾者不宜用。

歌诀　辛甘性平谷精草，疏散风热功独妙，
　　　　归肝入肺性升散，清热明目翳障消。

13. 密蒙花

药性　甘，微寒。归肝、胆经。

功效特点	主治病证
清热退翳	目赤肿痛，目生翳膜，羞明多泪
养血明目	肝血亏虚，视物昏花

用法用量　煎服，9～15g。

歌诀　密蒙花蕾甘微寒，清热泻火入肝胆，
　　　　明目退翳消肿痛，既可清肝又养肝。

14. 青葙子

药性　苦，微寒。归肝、脾经。

功效特点	主治病证
清肝泻火，明目退翳	肝火上炎，目赤肿痛，目生翳膜

用法用量　煎服，10～15g。

使用注意　本品有扩散瞳孔作用，青光眼患者禁用。

歌诀　青葙苦寒归肝脾，清肝明目又退翳，
视物昏花目赤痛，头痛眩晕肝阳抑。

第二节　　清热燥湿药

1. 黄芩

药性　苦，寒。归肺、胆、脾、胃、大肠、小肠经。

功效特点	主治病证
清热燥湿	暑湿；黄疸；泻痢
泻火解毒	肺热咳嗽；高热烦渴；火毒疮疡
凉血止血	血热吐衄
安胎	胎热胎动不安

用法用量　煎服，3～10g。清热多生用，安胎多炒用。

使用注意　脾胃虚寒者不宜使用。

歌诀　黄芩燥湿功效著，善清上焦湿热毒，
　　　　清泻肺经实火甚，泻痢黄疸胎动除。

2. 黄连

药性　苦，寒。归心、脾、胃、胆、大肠经。

功效特点	主治病证
清热燥湿	痞满；呕吐吞酸；湿热泻痢
泻火解毒	肝火目赤肿痛，胁痛；心火亢盛，烦躁不寐，口舌生疮，神昏谵语；吐衄下血；痈肿疮毒

用法用量　煎服，2～5g。外用适量。

使用注意　脾胃虚寒者忌用。

歌诀　中焦湿热用黄连，泻痢要药性苦寒，
　　　　清热解毒入脾胃，燥湿泻火除痞满。

3. 黄柏

药性　苦，寒。归肾、膀胱、大肠经。

功效特点	主治病证
清热燥湿	湿热泻痢；黄疸；热淋；带下；足膝肿痛
泻火解毒	火热疮疡肿毒
退虚热	阴虚发热；骨蒸劳热；盗汗

用法用量　煎服，3～12g。外用适量。

使用注意　脾胃虚寒者忌用。

歌诀　黄柏沉降性寒苦，清热燥湿下焦主，
　　　　入肾泻火退虚热，解毒疗疮可外涂。

4. 龙胆

药性　苦，寒。归肝、胆经。

功效特点	主治病证
清热燥湿	湿热黄疸；阴肿阴痒；带下；湿疹瘙痒；疮疡
泻肝胆火	肝火胁痛，口苦；肝热生风，惊风抽搐

用法用量　煎服，3~6g。

使用注意　脾胃寒者不宜用，阴虚津伤者慎用。

歌诀　龙胆味苦药性寒，清热燥湿退黄疸，
　　　　善泻肝胆湿热证，目赤胁痛惊风安。

5. 秦皮

药性　苦、涩，寒。归肝、胆、大肠经。

功效特点	主治病证
清热燥湿，涩肠止痢	湿热泻痢；湿热带下阴痒
清肝明目	肝热目赤肿痛，翳膜

用法用量　煎服，6~12g。外用适量，煎洗患处。

使用注意　脾胃虚寒者忌用。

歌诀　秦皮苦寒性收涩，燥湿敛肠清湿热，
　　　　止带止痢阴痒消，明目退翳肝郁撤。

6. 苦参

药性 苦，寒。归心、肝、胃、大肠、膀胱经。

功效特点	主治病证
清热燥湿	黄疸；湿热泻痢；带下；阴肿阴痒；疮毒
杀虫止痒	皮肤瘙痒；疥癣；麻风
利尿	湿热小便不利

用法用量 煎服，5～10g。外用适量。

使用注意 脾胃虚寒者忌用，反藜芦。

歌诀 苦参苦寒燥湿强，杀虫利尿入胃肠，
泻痢便血黄疸去，疥癣阴痒皆可防。

7. 白鲜皮

药性 苦，寒。归脾、胃、膀胱经。

功效特点	主治病证
清热燥湿	湿热疮毒；湿疹；疥癣；湿热黄疸
祛风解毒	风湿热痹

用法用量 煎服，5～10g。外用适量。

使用注意 脾胃虚寒者慎用。

歌诀 白鲜皮归脾胃膀，苦寒清热解毒强，
祛风燥湿功独擅，亦治黄疸疗疹疮。

8. 苦豆子

药性 苦、寒。有毒。归胃、大肠经。

功效特点	主治病证
清热燥湿杀虫 止痛	湿热泻痢；带下；湿疹；疮癣 胃脘痛，吞酸

用法用量 全草煎汤服，1.5～3g。种子炒用，研末服，每次5粒。

使用注意 本品有毒，内服用量不宜过大。

歌诀 苦豆子治泻痢疮，苦寒有毒归胃肠，
清热燥湿又止痛，杀虫疗癣止带良。

9. 三棵针

药性 苦、寒。有毒。归肝、胃、大肠经。

功效特点	主治病证
清热燥湿	泻痢；黄疸；湿疹
泻火解毒	痈肿疮毒；咽喉肿痛；目赤肿痛

用法用量 煎服，10～15g。外用适量。

歌诀 三棵针归肝胃肠，苦寒有毒燥湿强，
清热泻火兼解毒，止痢退黄有专长。

10. 马尾连

药性 苦，寒。归心、肺、肝、胆、大肠经。

功效特点	主治病证
清热燥湿	湿热泻痢；黄疸
泻火解毒	热病烦躁；肺热咳嗽；痈肿疮毒

用法用量 煎服，6～12g；全草15～30g。

歌诀 性味苦寒马尾连，清热燥湿利黄疸，
泻火入肺定喘嗽，托疮疗毒解心烦。

第三节　清热解毒药

1. 金银花

药性 甘，寒。归肺、心、胃经。

功效特点	主治病证
清热解毒	外疡内痈；热毒血痢
疏散风热	外感风热或温病初起

用法用量 煎服，6～15g。

使用注意 脾胃虚寒及气虚疮疡脓清者忌用。

歌诀 味甘寒凉金银花，内外热邪均透达，痈肿疔疮毒脓散，凉血止痢炒炭佳。

2. 连翘

药性 苦，微寒。归肺、心、小肠经。

功效特点	主治病证
清热解毒散热	外感风热或温病初起
消痈散结	痈肿疮毒；瘰疬痰核
清热利尿	热淋，小便不利

用法用量 煎服，6～15g。

使用注意 脾胃虚寒及气虚脓清者不宜用。

歌诀 疮家圣药属连翘，清心解毒强力效，风热温病清透散，苦寒清热能利尿。

3. 穿心莲

药性 苦，寒。归心、肺、大肠、膀胱经。

功效特点	主治病证
清热解毒	温病初起；肺热喘咳；肺痈；喉痹；痈肿；蛇伤
燥湿	湿热泻痢；热淋；湿疹

用法用量 煎服，6~9g。煎剂易致呕吐，故多作丸、散、片剂。外用适量。

使用注意 不宜多服久服；脾胃虚寒者不宜用。

歌诀 穿莲清肺凉血佳，咳喘痰脓还寻它，
　　　　苦燥性寒去湿热，痈毒蛇伤见相杀。

4. 大青叶

药性 苦，寒。归心、胃经。

功效特点	主治病证
清热解毒	外感风热；温病初起；喉痹口疮
凉血消斑	血热发斑；丹毒；吐衄

用法用量 煎服，9~15g，鲜品30~60g。

外用适量。

使用注意　脾胃虚寒者忌用。

歌诀　清热解毒大青叶，归经心胃苦寒泄，
　　　　凉血止衄除烦渴，风热斑疹服之解。

5. 板蓝根

药性　苦，寒。归心、胃经。

功效特点	主治病证
清热解毒	外感风热；温病初起；喉痹口疮；痄腮；大头瘟疫
凉血消斑	血热发斑；丹毒；吐衄

用法用量　煎服，9～15g。

使用注意　体虚而无实火热毒者忌服，脾胃虚寒者慎用。

歌诀　苦寒清热板蓝根，脾胃虚寒服之慎，
　　　　实火温病咽痛散，凉血消疮解毒瘟。

6. 青黛

药性　咸，寒。归肝、肺经。

功效特点	主治病证
清热解毒	热毒疮疡；口疮
凉血消肿	血热发斑及吐衄；疮痈肿毒
清肝泻火	肝热惊搐；热咳痰稠

用法用量 内服 1.5～3g，本品难溶于水，一般作散剂冲服，或入丸剂服用。

使用注意 胃寒者慎用。

歌诀 青黛咸寒行肺肝，清热解毒消疮斑，
凉血止血治痰嗽，息风止痉定惊痫。

7. 贯众

药性 苦，微寒。有小毒。归肝、脾经。

功效特点	主治病证
清热解毒	风热感冒；温毒发斑
凉血止血	血热出血（吐血、尿血、便血等）
杀虫	肠道寄生虫

用法用量 煎服，4.5～9g。杀虫及清热解毒宜生用；止血宜炒炭用。外用适量。

使用注意 脾胃虚寒者及孕妇慎用。

歌诀 贯众苦寒有小毒，凉血善治血热出，

杀虫消积兼止痒，清利实热解疮毒。

8. 蒲公英

药性 苦、甘，寒。归肝、胃经。

功效特点	主治病证
清热解毒	痈肿疮疡；乳痈内痈；目赤肿痛；毒蛇咬伤
利尿通淋	湿热黄疸；热淋涩痛

用法用量 煎服，9～15g。外用鲜品适量捣敷或煎汤熏洗患处。

使用注意 用量过大，可致缓泻。

歌诀 甘苦寒归肝胃经，清热解毒治痈疔，
利湿通淋消肿结，乳痈要药蒲公英。

9. 紫花地丁

药性 苦、辛，寒。归心、肝经。

功效特点	主治病证
清热解毒，凉血消肿	疔疮肿毒；乳痈肠痈；毒蛇咬伤

用法用量 煎服，15～30g。外用鲜品适量，

捣烂敷患处。

使用注意 体质虚寒者忌服。

歌诀 紫花地丁苦辛寒，清热解毒入心肝，
　　　　毒蛇咬伤配雄黄，凉血消痈肿结散。

10. 野菊花

药性 苦、辛，微寒。归肝、心经。

功效特点	主治病证
清热解毒	疮痈疔肿；咽喉肿痛；目赤肿痛；头痛眩晕

用法用量 煎服，10~15g。外用适量。

歌诀 野菊苦辛性微寒，清热解毒归心肝，
　　　　可治痈疽咽喉肿，目赤肿痛头晕眩。

11. 重楼

药性 苦，微寒。有小毒。归肝经。

功效特点	主治病证
清热解毒	痈肿疔疮；咽喉肿痛；毒蛇咬伤
消肿定痛	跌打损伤，瘀血肿痛
凉肝定惊	惊风抽搐；癫痫

用法用量 煎服，3~9g。外用适量，捣敷

或研末调涂患处。

使用注意 体虚、无实火热毒者、孕妇及疮疡者均忌服。

歌诀 重楼小毒苦微寒，清热解毒归经肝，
　　　　平肝定惊消肿痛，痈疔抽搐跌打痊。

12. 拳参

药性 苦、涩，微寒。归肺、肝、大肠经。

功效特点	主治病证
清热解毒	痈肿瘰疬；毒蛇咬伤；烫伤
凉血止血	血热出血
息风	高热惊风

用法用量 煎服，4.5～9g。外用适量。

使用注意 无实火热毒者不宜使用。阴证疮疡患者忌服。

歌诀 拳参又称草河车，清热解毒苦寒涩，
　　　　凉血入肠止泻痢，又入肺肝息风热。

13. 漏芦

药性 苦，寒。归胃经。

功效特点	主治病证
清热解毒	瘰疬疮毒
消痈散结	乳痈肿痛
下乳	乳汁不下
舒筋通脉	湿痹拘挛

用法用量 煎服，5 ~ 9g。外用，研末调敷或煎水洗。

使用注意 气虚者及孕妇忌服。

歌诀 味苦性寒乃漏芦，散结通经可下乳，
清热解毒消乳痈，通经活络筋脉舒。

14. 土茯苓

药性 甘、淡，平。归肝、胃经。

功效特点	主治病证
解毒，除湿，利关节	梅毒；湿热疮毒；湿疹；淋浊；肢体拘挛

用法用量 煎服，15 ~ 60g。外用适量。

使用注意 肝肾阴虚者慎服。服药时忌茶。

歌诀 归肝入胃土茯苓，解毒除湿甘淡平，
通利关节治拘挛，梅毒痈疮湿疹清。

15. 鱼腥草

药性 辛，微寒。归肺经。

功效特点	主治病证
清热解毒消痈	肺痈吐脓；肺热咳喘；热毒疮痈
利尿通淋	湿热淋证，小便涩痛

用法用量 煎服，15～25g。鲜品用量加倍，水煎或捣汁服。外用适量。

使用注意 本品含挥发油，不宜久煎。虚寒证及阴性疮疡忌服。

歌诀 肺痈要药鱼腥草，清热解毒消痈好，
味辛微寒排疮脓，利尿通淋湿热消。

16. 金荞麦

药性 微辛、涩，凉。归肺经。

功效特点	主治病证
清热解毒	肺痈；毒蛇咬伤；痢疾；疮疡
化痰利咽	肺热咳嗽；咽喉肿痛；瘰疬
消食化积	疳积消瘦；食不运化

用法用量 煎服，15～45g。亦可用水或黄

酒隔水密闭炖服。

歌诀 荞麦微辛涩且凉，主入肺经治痈疮，
　　　　清热解毒化痰瘀，利咽消食功效强。

17. 大血藤

药性 苦，平。归大肠、肝经。

功效特点	主治病证
清热解毒	肠痈腹痛；热毒疮疡
散瘀止痛	跌打损伤；经闭痛经；风湿痹痛

用法用量 煎服，9~15g。外用适量。

使用注意 孕妇慎服。

歌诀 血藤味苦性偏平，主归大肠与肝经，
　　　　清热解毒化血瘀，善治痹痛风湿病。

18. 败酱草

药性 辛、苦，微寒。归胃、大肠、肝经。

功效特点	主治病证
清热解毒，消痈排脓	肠痈；肺痈；痈疮肿毒
活血祛瘀	瘀血阻滞，胸腹疼痛

用法用量 煎服，6~15g。外用适量。

使用注意 脾胃虚弱，食少泄泻者忌服。

歌诀 败酱辛苦性微寒，归经入胃大肠肝，

　　　　清热解毒消痈脓，破血通经瘀阻散。

19. 射干

药性 苦，寒。归肺经。

功效特点	主治病证
清热解毒，消肿利咽 祛痰	咽喉肿痛，痰热壅盛 痰饮咳喘

用法用量 煎服，3~9g。

使用注意 脾虚便溏者不宜使用。孕妇忌用或慎用。

歌诀 射干苦寒归肺经，清热解毒肺火清，

　　　　消痰利咽多配伍，咳喘痰盛咽肿停。

20. 山豆根

药性 苦，寒。有毒。归肺、胃经。

功效特点	主治病证
清热解毒，利咽消肿	咽喉肿痛；牙龈肿痛

用法用量 煎服，3~6g。外用适量。

使用注意 本品有毒，用量不宜过大。脾胃虚寒者慎用。

歌诀 豆根苦寒有小毒，利咽消肿咽喉舒，
　　　　清热解毒退湿热，肺热咳嗽痛疮除。

21. 马勃

药性 辛，平。归肺经。

功效特点	主治病证
清热解毒利咽	咽喉肿痛；咳嗽失音；风热咳嗽
凉血止血	吐血衄血；外伤出血

用法用量 煎服，1.5 ~ 6g，布包煎；或入丸、散。外用适量。

使用注意 风寒伏肺、咳嗽失音者禁服。

歌诀 马勃辛平归肺经，清热解毒利咽行，
　　　　风热上攻咽肿痛，外伤出血吐血停。

22. 青果

药性 甘、酸，平。归肺、胃经。

功效特点	主治病证
清热解毒	痈肿疮毒；鱼蟹中毒
利咽	咽喉肿痛
生津	热病烦渴

用法用量 煎服，4.5～9g；鲜品尤佳，可用至30～50g。

歌诀 青果偏寒甘酸平，清热解毒生津行，
善除痈疮止烦渴，消肿利咽咳嗽停。

23. 锦灯笼

药性 苦，寒。归肺经。

功效特点	主治病证
清热解毒，利咽化痰	咽痛音哑；痰热咳嗽
利尿通淋	小便不利；热淋涩痛

用法用量 煎服，5～9g。外用适量，捣敷患处。

使用注意 脾虚泄泻者及孕妇忌用。

歌诀 锦灯苦寒归肺经，清热解毒疗效丰，
痰咳咽哑热淋痛，化痰利咽可通淋。

24. 金果榄

药性 苦，寒。归肺、大肠经。

功效特点	主治病证
清热解毒	痈肿疔毒
利咽，止痛	咽喉肿痛

用法用量 煎服，3~9g。外用适量。

使用注意 脾胃虚弱者慎用。

歌诀 果榄苦寒入肺中，解毒清热善止痛，
滋阴降火生津液，利咽消肿退疮痈。

25. 木蝴蝶

药性 苦、甘，凉。归肺、肝、胃经。

功效特点	主治病证
清肺利咽	喉痹音哑；肺热咳嗽
疏肝和胃	肝胃气痛

用法用量 煎服，1.5~3g。

歌诀 苦甘寒凉木蝴蝶，疏肝和胃益脘胁，
清肺化痰咽喉利，瘀滞气痛湿热竭。

26. 白头翁

药性 苦，寒。归胃、大肠经。

功效特点	主治病证
清热解毒，凉血止痢	热毒血痢；疮痈肿毒

用法用量 煎服，9～15g，鲜品 15～30g。外用适量。

使用注意 虚寒泻痢忌服。

歌诀 苦寒降泄白头翁，解毒清热凉血行，
　　　　热毒血痢功独擅，温疟疮疡肿毒清。

27. 马齿苋

药性 酸，寒。归肝、大肠经。

功效特点	主治病证
解毒消肿	热毒疮疡
凉血止痢	热毒血痢
止血	妇女崩漏下血

用法用量 煎服，9～15g，鲜品 30～60g。外用适量，捣敷患处。

使用注意 脾胃虚寒，肠滑作泻者忌服。

歌诀 马齿苋酸入肝肠，解毒清热止痢强，
　　　　凉血止血除湿热，善解毒痛和疮疡。

28. 鸦胆子

药性 苦，寒。有小毒。归大肠、肝经。

功效特点	主治病证
清热解毒，止痢	热毒血痢；冷积久痢；休息痢
截疟	疟疾
腐蚀赘疣	鸡眼瘊疣

用法用量 内服，0.5~2g，以干龙眼肉包裹或装入胶囊包裹吞服，不宜入煎剂。

使用注意 本品有毒，内服需严格控制剂量。

歌诀 鸦胆味苦有小毒，清热解毒痢疾除，
　　　　腐蚀赘疣善截疟，大肠肝经药归途。

29. 地锦草

药性 辛，平。归肝、大肠经。

功效特点	主治病证
清热解毒	热毒泻痢；毒蛇咬伤；热毒疮疡
化瘀止血	血热出血；外伤出血
利湿退黄	湿热黄疸；热淋

用法用量 煎服，9~20g。鲜品 30~60g。外用适量。

歌诀 清热解毒地锦草，凉血止血功效好，
辛平入肝与大肠，利湿退黄热淋消。

30. 委陵菜

药性 苦，寒。归肝、大肠经。

功效特点	主治病证
清热解毒	热毒泻痢
凉血止血	血热吐血、便血等出血

用法用量 煎服，9~15g。外用鲜品适量，煎水洗或捣烂敷患处。

歌诀 味苦性寒委陵菜，清泻大肠热毒敛，
凉血止血治吐衄，止痢疗疮病不来。

31. 翻白草

药性 苦，寒。归胃、大肠经。

功效特点	主治病证
清热解毒	痈肿疮毒；肺热咳喘
凉血止血	血热吐血、便血等出血
燥湿止痢	湿热泻痢

用法用量 煎服，9～15g。鲜品 30～60g。外用适量，捣敷患处。

歌诀 翻白全草性苦寒，清热解毒平咳喘，
血热出血崩吐下，止血止痢服之康。

32. 半边莲

药性 辛，平。归心、小肠、肺经。

功效特点	主治病证
清热解毒	毒蛇咬伤；痈肿疔毒
利水消肿	腹胀水肿

用法用量 煎服，干品 10～15g，鲜品 30～60g。外用适量。

使用注意 虚证水肿忌用。

歌诀　半边莲辛味偏平，归属心肺小肠经，
　　　　利水除湿消毒肿，凉解祛热蛇毒清。

33. 白花蛇舌草

药性　微苦、甘，寒。归胃、大肠、小肠经。

功效特点	主治病证
清热解毒	痈肿疮毒；咽喉肿痛；毒蛇咬伤；癌症
清利湿热	热淋涩痛；小便不利

用法用量　煎服，15～60g。外用适量。

使用注意　阴疽及脾胃虚寒者忌用。

歌诀　白花蛇舌解痈毒，性味甘寒兼微苦，
　　　　归经胃与大小肠，清热利湿癌可除。

34. 山慈菇

药性　甘、微辛，凉。归肝、脾经。

功效特点	主治病证
清热解毒，消痈散结	痈疽疔毒；瘰疬结核；癌症

用法用量　煎服，3~9g。外用适量。

使用注意　正虚体弱者慎用。

歌诀　山慈菇归肝脾经，味甘辛凉热毒清，
　　　　　小毒正虚勿久服，尤擅化痰消癥灵。

35. 熊胆

药性　苦，寒。归肝、胆、心经。

功效特点	主治病证
清热解毒	痔疮痈肿；咽喉肿痛；痈肿疮毒
息风止痉	热极生风；惊风
清肝明目	目赤翳障

用法用量　内服，0.25~0.5g，入丸、散。

使用注意　脾胃虚寒者忌服。虚寒证当禁用。

歌诀　熊胆苦寒实热散，凉血止痛兼平肝，
　　　　　清热解毒疗痈肿，退翳清肝擅利胆。

36. 千里光

药性　苦，寒。归肺、肝、大肠经。

功效特点	主治病证
清热解毒	痈肿疮毒；湿热泻痢
清肝明目	肝热目赤肿痛

用法用量 煎服，9~15g，鲜品 30g。外用适量。

使用注意 脾胃虚寒者慎服。

歌诀 清热解毒千里光，主归肝肺与大肠，
　　　　清肝明目祛湿热，苦寒清泻功效强。

37. 白蔹

药性 苦、辛，微寒。归心、胃经。

功效特点	主治病证
清热解毒，敛疮消痈	疮痈肿毒；水火烫伤

用法用量 煎服，4.5~9g。外用适量。

使用注意 脾胃虚寒者不宜服。反乌头。

歌诀 白蔹苦辛性微寒，消痈散结反乌头，
　　　　清热解毒散红肿，敛疮生肌热毒走。

38. 四季青

药性 苦、涩，寒。归肺、心经。

功效特点	主治病证
清热解毒，凉血止血，敛疮	水火烫伤；湿疹；疮疡；出血

用法用量 煎服，15～30g。外用适量。

使用注意 脾胃虚寒、肠滑泄泻者慎用。

歌诀 四季青善祛热毒，归经心肺可搽敷，
凉血止血与敛疮，虚寒泄泻宜慎服。

39. 绿豆

药性 甘，寒。归心、胃经。

功效特点	主治病证
清热解毒	痈肿疮毒；咽喉肿痛
消暑止渴	暑热烦渴

用法用量 煎服，15～30g。外用适量。

使用注意 脾胃虚寒、肠滑泄泻者忌用。

歌诀 绿豆苦寒归心胃，消暑利水有作为，
清热解毒消痈肿，药食同源功效倍。

第四节　清热凉血药

1. 生地黄

药性　甘、苦，寒。归心、肝、肾经。

功效特点	主治病证
清热凉血	热入营血，舌绛烦渴，血热妄行
养阴生津	热病伤阴；阴虚骨蒸劳热；消渴证；肠燥便秘

用法用量　煎服，10~15g。鲜品用量加倍，或以鲜品捣汁入药。

使用注意　脾虚湿滞、腹满便溏者不宜使用。

歌诀　清热凉血生地巧，热入营血少不了，
　　　　甘苦寒凉质滋润，养阴生津疗效好。

2. 玄参

药性　甘、苦、咸，微寒。归肺、胃、肾经。

功效特点	主治病证
清热养阴	热入营血；热病伤阴；血热妄行
解毒散结	咽喉肿痛；痈肿疮毒；瘰疬痰核

用法用量 煎服，10~15g。

使用注意 脾胃虚寒、食少便溏者不宜服用。反藜芦。

歌诀 清热凉血玄参选，性味甘咸微苦寒，
泻火解毒把结散，滋养阴分妙可言。

3. 牡丹皮

药性 苦、甘，微寒。归心、肝、肾经。

功效特点	主治病证
清热凉血	温毒发斑；血热吐衄；阴虚无汗骨蒸
活血化瘀	血滞经闭；痛经；疮疡

用法用量 煎服，6~12g。清热凉血宜生用，活血祛瘀宜酒炙用。

使用注意 血虚有寒、月经过多及孕妇不宜用。

歌诀 清利实热丹皮须，凉血尚且不留瘀，
性味苦辛稍微寒，消退骨蒸功独具。

4. 赤芍

药性　苦，微寒。归肝经。

功效特点	主治病证
清热凉血	温毒发斑；血热妄行吐衄
活血化瘀	血滞经闭；痛经；跌打损伤；痈肿
清肝泻火	肝火上炎，目赤肿痛，胁肋胀痛

用法用量　煎服，6～12g。

使用注意　血寒经闭不宜用。反藜芦。

歌诀　赤芍味苦性微寒，散瘀止痛方中见，
　　　　清肝泻火温毒解，凉血活血药效显。

5. 紫草

药性　甘、咸，寒。归心、肝经。

功效特点	主治病证
凉血活血透疹	血热火毒；斑疹不透
解毒疗疮	疮疡；湿疹；水火烫伤

用法用量　煎服，5～10g。外用适量。

使用注意　脾虚便溏者忌服。

歌诀 清热凉血一紫草，解毒透疹活血好，
若遇疮疡疹烫伤，熬膏外涂甚为妙。

6. 水牛角

药性 苦，寒。归心、肝经。

功效特点	主治病证
清热凉血化斑	温病高热；血热吐衄；斑疹
泻火定惊	热毒炽盛，神昏谵语抽搐

用法用量 煎服，15～30g，宜先煎3小时
以上。冲服，每次1.5～3g，每日2次。
使用注意 脾胃虚寒者忌用。
歌诀 苦寒定惊水牛角，清热凉血解毒好，
斑疹吐衄有神功，咽喉肿痛配连翘。

第五节　清虚热药

1. 青蒿

药性 苦、辛，寒。归肝、胆经。

功效特点	主治病证
清解暑热	暑热外感发热
退虚热	阴虚发热骨蒸
清热凉血	温邪伤阴；夜热早凉
截疟	疟疾寒热

用法用量 煎服，6～12g，不宜久煎；或鲜用绞汁服。

使用注意 脾胃虚弱、肠滑泄泻者忌服。

歌诀 青蒿截疟走肝胆，解暑凉血苦辛寒，
　　　　清虚退热治阴虚，消除骨蒸五心烦。

2. 白薇

药性 苦、咸，寒。归胃、肝、肾经。

功效特点	主治病证
清热凉血	热入营血；阴虚发热；产后虚热
利尿通淋	热淋；血淋
解毒消肿	疮痈肿痛；咽喉肿痛

用法用量 煎服，4.5～9g。

使用注意 脾胃虚寒、食少便溏者不宜服用。

歌诀 白薇功擅侍妇人，清热凉血退蒸神，
利尿通淋疗疮毒，解毒消肿入营分。

3. 地骨皮

药性 甘，寒。归肺、肝、肾经。

功效特点	主治病证
清热退蒸	阴虚发热骨蒸
清肺热	肺热咳喘；烦热消渴
凉血止血	血热出血

用法用量 煎服，9～15g。

使用注意 外感风寒发热及脾虚便溏者不宜用。

歌诀 甘寒清润地骨皮，清肺止咳降气逆，
功擅凉血退虚热，除蒸止血能解肌。

4. 银柴胡

药性 甘，微寒。归肝、胃经。

功效特点	主治病证
退虚热，清疳热	阴虚发热；骨蒸盗汗；疳积发热

用法用量　煎服，3 ~ 9g。

使用注意　外感风寒、血虚无热者忌用。

歌诀　柴胡银者甘微寒，除疳善治小儿疳，

　　　　清退虚热一良药，亦治骨蒸有盗汗。

5. 胡黄连

药性　苦，寒。归肝、胃、大肠经。

功效特点	主治病证
退虚热，除疳热	阴虚发热；骨蒸潮热；小儿疳热
清湿热	湿热泻痢

用法用量　煎服，1.5 ~ 9g。

使用注意　脾胃虚寒者慎用。

歌诀　胡黄连苦性偏寒，除蒸燥湿除儿疳，

　　　　功擅止痢退虚热，骨蒸消去里阴还。

第三章 泻下药

本章歌诀

大黄攻积解热毒，芒硝软坚水化服；
芦荟杀虫泻肝火，番泻行水消肿足；
麻仁补虚润肠道，郁李利水辛甘苦；
松子润肺止燥咳，甘遂大戟芫花毒；
牵牛不与巴豆配，散结逐饮醋商陆；
破血消癥千金子，泻下通便糟粕除。

第一节 攻下药

1. 大黄

药性 苦，寒。归脾、胃、大肠、肝、心包经。

功效特点	主治病证
泻下攻积	实热积滞便秘
泻火凉血	火热上攻之头痛、目赤、咽痛、口疮；血热妄行
清热解毒	热毒疮疡；水火烧伤
活血化瘀	瘀血经闭；产后恶露不下；跌打损伤
清泻湿热	湿热黄疸；湿热痢疾

用法用量 煎服，5～15g；入汤剂应后下，或用开水泡服。外用适量。

使用注意 脾胃虚弱者慎用；妇女怀孕、月经期、哺乳期应忌用。

歌诀 大黄苦寒荡涤降，泻下攻积清大肠，
　　　　逐瘀通经去湿浊，凉血解毒疗疮疡。

2. 芒硝

药性 咸、苦，寒。归胃、大肠经。

功效特点	主治病证
泻下通便，润燥软坚	实热积滞便秘，大便燥结
外用清热消肿	目赤咽痛；口舌生疮；牙龈肿痛；痈疮肿痛

用法用量 10～15g，冲入药汁内或开水溶化后服。外用适量。

使用注意 孕妇及哺乳期妇女忌用或慎用。

歌诀 芒硝润燥可软坚，归胃大肠咸苦寒，
　　　　泻下攻积外消肿，配伍大黄除积便。

3. 番泻叶

药性 甘、苦，寒。归大肠经。

功效特点	主治病证
泻热通便	热结食积便秘
行水消胀	腹水肿胀

用法用量 开水泡服，1.5～3g；煎服，2～6g，宜后下。

使用注意 妇女哺乳期、月经期及孕妇忌用。

歌诀 甘苦性寒番泻叶，泻下通便除热结，
　　　　主入大肠治积滞，行水消肿腹水泻。

4. 芦荟

药性 苦，寒。归肝、胃、大肠经。

功效特点	主治病证
泻下通便	热结便秘；习惯性便秘兼热者
清肝除烦	肝经实火；烦躁惊痫
杀虫疗积	小儿疳积；虫积腹痛；顽癣（外用）

用法用量 入丸、散服，每次 1～2g。外用适量。

使用注意 脾胃虚弱、食少便溏及孕妇忌用。

歌诀 清肝杀虫真芦荟，苦寒归肝大肠胃，
泻下通便治热结，小儿疳积惊痫退。

第二节　润下药

1. 火麻仁

药性 甘，平。归脾、胃、大肠经。

功效特点	主治病证
润肠通便	老人体弱血虚等肠燥便秘

用法用量 煎服，10～15g，打碎入煎。

歌诀 老弱肠燥有便秘，泻下峻猛不相宜，

润肠通便用麻仁，甘平归胃大肠脾。

2. 郁李仁

药性　辛、苦、甘，平。归脾、大肠、小肠经。

功效特点	主治病证
润肠通便	肠燥便秘
下气利水消肿	水肿胀满；小便不利

用法用量　煎服，6～12g，打碎入煎。
使用注意　孕妇慎用。
歌诀　郁李味辛苦甘平，入脾大肠小肠经，
　　　　利水消肿治胀满，润肠通便功效灵。

3. 松子仁

药性　甘，温。归肺、肝、大肠经。

功效特点	主治病证
润肠通便	肠燥便秘
润肺止咳	肺燥咳嗽

用法用量　煎服，5～10g。或入膏、丸。
使用注意　脾虚便溏、湿痰者禁用。
歌诀　润肠通便松子仁，入肝大肠性甘温，

又入肺经润其燥，止咳平喘药效神。

第三节　峻下逐水药

1. 甘遂

药性　苦，寒。有毒。归肺、肾、大肠经。

功效特点	主治病证
泻下逐水	水肿；腹水；痰饮积聚；胸胁停饮；风痰癫痫
消肿散结	疮痈肿毒

用法用量　入丸、散服，每次 0.5~1g。内服醋制用，以减低毒性。

使用注意　虚弱者及孕妇忌用。不宜与甘草同用。

歌诀　泻水圣药甘遂毒，苦寒峻下风痰逐，
　　　　肺肾大肠忌甘草，消肿散结疮痈除。

2. 京大戟

药性　苦，寒。有毒。归肺、脾、肾经。

功效特点	主治病证
泻下逐水	水肿；腹水；痰饮积聚；胸胁停饮
攻毒散结	痈肿疮毒；瘰疬痰核
利水消肿	风水水肿兼有表证

用法用量 煎服，1.5～3g；入丸、散服，每次 1g。

使用注意 虚弱者及孕妇忌用。不宜与甘草同用。

歌诀 苦寒有毒京大戟，归肺走肾又入脾，
　　　　泻水逐饮消肿结，性猛甘草不相宜。

3. 芫花

药性 苦、辛，温。有毒。归肺、脾、肾经。

功效特点	主治病证
泻下逐水	水肿；腹水；痰饮积聚；胸胁停饮
祛痰止咳	咳嗽痰喘
杀虫攻毒	头疮；顽癣；痈肿

用法用量 煎服，1.5～3g；入丸、散服，每次 0.6g。

使用注意　虚弱者及孕妇忌用。不宜与甘草同用。

歌诀　芫花归肺脾肾经，味苦辛温逐水灵，
祛痰止咳杀虫疮，若配甘草增毒性。

4. 商陆

药性　苦，寒。有毒。归肺、脾、肾、大肠经。

功效特点	主治病证
逐水退肿	水肿；臌胀
外用消肿散结	疮痈肿毒

用法用量　煎服，5～10g。外用适量。

使用注意　孕妇忌用。

歌诀　商陆归肺脾肾肠，味苦凉寒毒性强，
泻下逐水作用缓，消肿散结治疮疡。

5. 牵牛子

药性　苦，寒。有毒。归肺、肾、大肠经。

功效特点	主治病证
泻下逐水	水肿；腹水；痰饮喘咳；二便不利
杀虫消积	虫积腹痛；小儿食积

用法用量 煎服，3~9g。入丸、散服，每次1.5~3g。

使用注意 孕妇忌用。不宜与巴豆、巴豆霜同用。

歌诀 牵牛归肺肾大肠，味偏苦寒消臌胀，
泻下逐水通二便，杀虫祛积功效强。

6. 巴豆

药性 辛，热。有大毒。归胃、大肠经。

功效特点	主治病证
峻下寒积	寒积便秘
逐水消肿	水肿；臌胀；二便不通
祛痰利咽	喉痹痰阻
外用疗恶疮、蚀腐肉	疥癣恶疮；痈肿

用法用量 入丸、散服，每次0.1~0.3g。外用适量。

使用注意 孕妇及体弱者忌用。不宜与牵

牛子同用。

歌诀 巴豆泻下属第一，归胃大肠辛热急，
竣下冷积退水肿，祛痰蚀疮奏效奇。

7. 千金子

药性 辛，温。有毒。归肝、肾、大肠经。

功效特点	主治病证
泻下逐水	水肿；腹水；二便不利
破血消癥	癥瘕；经闭
攻毒杀虫	痈肿疮毒；毒蛇咬伤

用法用量 1～2g；去壳，去油用，多入
丸、散服。外用适量。

使用注意 孕妇及体弱便溏者忌服。

歌诀 辛温有毒千金子，泻水消肿效力奇，
亦可破血消癥瘕，攻毒杀虫痈肿去。

第四章 祛风湿药

本章歌诀

第一节 祛风寒湿药

独活解表止痹痛，灵仙消痰治骨鲠；
川乌大毒暖冷痛，蕲蛇乌梢止风痉；
木瓜蚕沙化水湿，行散消肿寻骨风；
通络松节伸筋草，丁公青风海风藤；
活血雪莲山海棠，利水通乳路路通。

第二节 祛风湿热药

秦艽清热除骨蒸，防己止痛消水肿；
桑枝生津利关节，豨莶解毒祛疮痈；
平肝潜阳臭梧桐，杀虫雷公与海桐；
老鹳降火止泻痢，清肺化痰穿山龙；
通络下乳丝瓜络，凉血消肿络石藤。

第三节 祛风湿强筋骨药

祛风除湿筋骨益，千年雪莲五加皮；

崩中胎动桑寄生，鹿衔石楠滇狗脊。

第一节 祛风寒湿药

1. 独活

药性 辛、苦，微温。归肾、膀胱经。

功效特点	主治病证
祛风湿，止痹痛	风湿痹痛；少阴伏风头痛
解表散寒	风寒表证兼有湿邪者

用法用量 煎服，3～9g。外用适量。

歌诀 独活主入膀胱肾，善祛风湿客下身，

其性辛温能解表，少阴伏风止痛神。

2. 威灵仙

药性 辛、咸，温。归膀胱经。

功效特点	主治病证
祛风湿	风湿痹痛，筋脉拘挛
治骨鲠	诸骨鲠咽
消痰水	痰饮积聚

用法用量 煎服，6~9g。外用适量。

使用注意 气血虚弱者慎服。

歌诀 灵仙善走膀胱经，痰饮积聚服之灵，
通络止痛祛风湿，诸骨鲠喉亦能清。

3. 川乌

药性 辛、苦，热。有大毒。归心、肝、肾、脾经。

功效特点	主治病证
祛风湿	风湿痹痛
温经止痛	心腹冷痛；寒疝疼痛；跌打损伤痛

用法用量 煎服，1.5~3g；宜先煎、久煎。外用适量。

使用注意 孕妇忌用；不宜与贝母类、半夏、白及、白蔹、天花粉、瓜蒌类同用。

歌诀 川乌苦辛有大毒，寒疝冷痛除之速，
温经止痛祛风湿，跌打损伤药到除。

4. 蕲蛇

药性 甘、咸，温。有毒。归肝经。

功效特点	主治病证
祛风湿，通经络	风湿痹痛；半身不遂；疥癣皮肤瘙痒
息风定惊止痉	破伤风；惊风

用法用量 煎汤，3~9g；研末吞服，一次
1~1.5g，一日2~3次。

使用注意 阴虚内热者忌服。

歌诀 蕲蛇甘咸且有毒，擅把瘫痪风湿除，
祛风止痉兼通络，阴虚内热应忌服。

5. 乌梢蛇

药性 甘，平。归肝经。

功效特点	主治病证
祛风湿，通经络	风湿顽痹；半身不遂
息风定惊止痒	惊风；破伤风；麻风；疥癣

用法用量 煎服，9～12g；研末，每次2～3g；或入丸剂、酒浸服。外用适量。

使用注意 血虚生风者慎服。

歌诀 乌梢蛇甘归肝经，祛风通络又止痉，
中风伤风麻风癣，定惊止痒要记清。

6. 木瓜

药性 酸，温。归肝、脾经。

功效特点	主治病证
舒筋活络	风湿痹痛；筋脉拘挛
化湿和胃	湿浊内阻，吐泻转筋；脚气水肿
生津止渴	津伤口渴

用法用量 煎服，6～9g。

使用注意 内有郁热，小便短赤者忌服。

歌诀 木瓜酸温肝脾经，舒筋活络湿痹宁，
和胃化湿治脚气，津伤口渴亦可行。

7. 蚕沙

药性 甘、辛，温。归肝、脾、胃经。

功效特点	主治病证
祛风除湿	风湿痹痛；湿疹、风疹瘙痒
化湿和胃	湿浊内阻，吐泻转筋

用法用量 煎服，5~15g。外用适量。

歌诀 蚕沙辛温祛风湿，痹证拘挛均能治，

和胃化湿舒筋脉，风疹湿疹亦可施。

8. 伸筋草

药性 微苦、辛，温。归肝、脾、肾经。

功效特点	主治病证
祛风除湿	风湿痹痛
舒筋活络	跌打损伤；筋脉拘挛

用法用量 煎服，3~12g。外用适量。

使用注意 孕妇慎用。

歌诀 辛温微苦伸筋草，肢节痹痛疗效好，

祛风除湿通经络，跌打损伤瘀血消。

9. 寻骨风

药性 辛、苦，平。归肝经。

功效特点	主治病证
祛风除湿	风湿痹痛
通络止痛	跌打损伤，瘀血肿痛

用法用量 煎服，10~15g。外用适量。

歌诀 寻骨风是苦辛平，祛风除湿入肝经，
通经活络除湿痹，消肿止痛瘀滞行。

10. 松节

药性 苦、辛，温。归肝、肾经。

功效特点	主治病证
祛风除湿	风湿痹痛
通络止痛	跌打伤痛

用法用量 煎服，10~15g。外用适量。

使用注意 阴虚血燥者慎服。

歌诀 松节苦辛性偏温，祛风除湿走肝肾，
风寒湿痹跌打伤，消肿止痛效如神。

11. 海风藤

药性 辛、苦，微温。归肝经。

功效特点	主治病证
祛风湿，通经络	风湿痹痛；跌打损伤，瘀血肿痛

用法用量 煎服，6~12g。外用适量。

歌诀 辛苦微温海风藤，祛湿除痹疗寒风，
　　　　入肝亦能治拘挛，通络活血消肿疼。

12. 青风藤

药性 苦、辛，平。归肝、脾经。

功效特点	主治病证
祛风止痛	风湿痹痛；脚气肿痛
利水除湿	水肿；小便不利

用法用量 煎服，6~12g。外用适量。

歌诀 青风藤入肝脾经，祛风除湿苦辛平，
　　　　通经舒络止痹痛，利水消肿脚气清。

13. 丁公藤

药性 辛，温。有小毒。归肝、脾、胃经。

功效特点	主治病证
祛风除湿	风湿痹痛；半身不遂
活血止痛	跌打损伤，瘀血肿痛

用法用量 煎服，3～6g；或配制酒剂，内服或外搽。

使用注意 本品有强烈的发汗作用，虚弱者慎用，孕妇忌服。

歌诀 湿痹要药丁公藤，活血消肿擅止痛，
辛温小毒归肝脾，孕妇弱者须慎用。

14. 昆明山海棠

药性 苦、辛，温。有大毒。归肝、脾、肾经。

功效特点	主治病证
祛风湿，活血通络	风湿痹证；跌打损伤，瘀血肿痛
续筋接骨	筋骨折伤

用法用量 煎服，根6～15g，茎枝20～30g，宜先煎。或酒浸服。外用适量。

使用注意 孕妇及体弱者忌服。

歌诀 昆明山上海棠生，祛瘀通络效真灵，

续筋接骨治跌打，祛风除湿人皆称。

15. 雪上一枝蒿

药性 苦、辛，温。有大毒。归肝经。

功效特点	主治病证
祛风除湿	风湿痹痛；跌打伤痛
活血止痛	疮疡肿毒；虫蛇咬伤

用法用量 研末服，0.02~0.04g。外用适量。

使用注意 内服须经炮制并严格控制剂量，孕妇、老弱、小儿忌服。

歌诀 辛温雪上一枝蒿，活血止痛疗效好，

祛风除湿通经脉，虫蛇咬伤生命保。

16. 路路通

药性 苦，平。归肝、肾经。

功效特点	主治病证
祛风湿活络	风湿痹痛；半身不遂；跌打损伤
利水消肿	水肿；小便不利
通经下乳	经闭；乳少；乳汁不通

用法用量 煎服，5~9g。外用适量。

使用注意 月经过多及孕妇忌服。

歌诀 性辛苦平路路通，通经下乳治痹痛，
　　　祛风活络止瘙痒，利水渗湿可消肿。

第二节　祛风湿热药

1. 秦艽

药性 辛、苦，平。归胃、肝、胆经。

功效特点	主治病证
祛风湿，舒筋络	风湿痹痛兼热者；中风半身不遂
退虚热，清湿热	阴虚骨蒸潮热；小儿疳积发热；湿热黄疸

用法用量 煎服，3~9g。

歌诀 秦艽辛苦入肝胆，除蒸善治小儿疳，
　　　祛风除湿舒筋络，清利湿热退黄疸。

2. 防己

药性　苦、辛，寒。归膀胱、肺经。

功效特点	主治病证
祛风湿止痹痛	风湿痹痛
利水消肿	水肿；脚气肿痛

用法用量　煎服，4.5 ~ 9g。

使用注意　胃纳不佳及阴虚体弱者慎服。

歌诀　祛风止痛有防己，利水消肿奏效奇，
　　　　阴虚体弱应慎用，肾脏毒性要留意。

3. 桑枝

药性　微苦，平。归肝经。

功效特点	主治病证
祛风通络止痛	风湿痹痛；四肢拘挛

用法用量　煎服，9 ~ 15g。外用适量。

歌诀　桑枝通络归肝经，祛风效佳性苦平，
　　　　利水消肿治脚气，通利关节止痛行。

4. 豨莶草

药性 辛、苦，寒。归肝、肾经。

功效特点	主治病证
祛风湿，通利关节	风湿痹痛；半身不遂
清热解毒	痈肿疮毒；湿疹瘙痒

用法用量 煎服，9～12g。外用适量。治风湿痹痛、半身不遂宜制用，治风疹湿疮、疮痈宜生用。

歌诀 豨莶草性辛苦寒，疏通经络归肾肝，
祛风除湿利关节，清热解毒功独擅。

5. 臭梧桐

药性 辛、苦、甘，凉。归肝经。

功效特点	主治病证
祛风湿，通经络	风湿痹痛；风疹湿疮
平肝潜阳	肝阳上亢，头晕目眩

用法用量 煎服，5～15g；研末服，每次3g。外用适量。

歌诀 梧桐性辛甘苦凉，肝经目眩服之良，

平肝祛湿通经络，配伍豨莶作用强。

6. 海桐皮

药性 苦、辛，平。归肝经。

功效特点	主治病证
祛风湿，通经络	风湿痹痛
杀虫止痒	疥癣；湿疹瘙痒

用法用量 煎服，5~15g；或酒浸服。外用适量。

歌诀 海桐味苦性辛平，药性随和归肝经，
通络止痛祛风湿，杀虫止痒效甚灵。

7. 络石藤

药性 苦，微寒。归心、肝、肾经。

功效特点	主治病证
祛风湿，通经络	风湿热痹
凉血消肿止痛	跌打损伤，瘀血肿痛；喉痹；痈肿疮毒

用法用量 煎服，6~12g。外用适量。

歌诀 络石藤性苦微温，归属肝心肾经循，
祛风通络功效著，凉血消肿有佳音。

8. 雷公藤

药性 苦、辛，寒。有大毒。归肝、肾经。

功效特点	主治病证
祛风湿，通络止痛	风湿顽痹
活血消肿	跌打损伤，瘀血疼痛
杀虫解毒	疔疮肿毒；麻风；顽癣

用法用量 煎汤，10～25g（带根皮者减量），文火煎1～2小时；研粉，每日1.5～4.5g。外用适量。

使用注意 有器质性病变及白细胞减少者慎服；孕妇忌用。

歌诀 寒苦有毒雷公藤，活血通络肝肾经，
消肿止痛祛风湿，杀虫解毒治麻风。

9. 老鹳草

药性 辛、苦，平。归肝、肾、脾经。

功效特点	主治病证
祛风湿，通经络	风湿痹痛；跌打损伤
清热止痢	湿热泻痢；痈肿疮疡

用法用量　煎服，9～15g；或熬膏、酒浸服。外用适量。

歌诀　老鹳辛苦药性平，归脾入肾走肝经，
祛风通络清热毒，湿热泄泻痢疾停。

10. 穿山龙

药性　苦，微寒。归肝、肺经。

功效特点	主治病证
祛风湿，活血通络	风湿痹痛；瘀血肿痛
清肺化痰	肺热喘咳痰多

用法用量　煎服，10～15g；或酒浸服。外用适量。

歌诀　穿山龙苦归肺肝，清肺化痰治咳喘，
活血通络祛风湿，跌打损伤胸痹闪。

11. 丝瓜络

药性　甘，平。归肺、胃、肝经。

功效特点	主治病证
祛风除湿	风湿痹痛
活血通络下乳	胸胁胀痛；乳汁不通，乳痈

用法用量　煎服，4.5～9g。外用适量。

歌诀　丝瓜络性甘和平，主归肝胃肺三经，
　　　　　祛风通络活血好，乳汁不通用之灵。

第三节　祛风湿强筋骨药

1. 五加皮

药性　辛、苦，温。归肝、肾经。

功效特点	主治病证
祛风湿，强筋骨	风湿痹痛；腰膝酸软；小儿行迟
利水消肿	水肿；小便不利；脚气肿痛

用法用量　煎服，4.5～9g；或酒浸、入丸、散服。

歌诀　辛苦温燥五加皮，祛风除湿利疝气，
　　　　　温补肝肾强筋骨，利水益精养腰膝。

2. 桑寄生

药性　苦、甘，平。归肝、肾经。

功效特点	主治病证
祛风湿，补肝肾，强筋骨	风湿痹痛；腰膝酸痛；崩漏经多
安胎	肾虚胎动不安

用法用量 煎服，9~15g。

歌诀 桑寄性平甘燥苦，祛风除湿壮筋骨，
养血安胎调冲任，妇方多用止崩漏。

3. 狗脊

药性 苦、甘，温。归肝、肾经。

功效特点	主治病证
祛风湿	风湿痹证
补肝肾，强筋骨	腰膝酸软无力；遗尿；白带过多

用法用量 煎服，6~12g。

使用注意 肾虚有热，小便不利或短涩黄赤者慎服。

歌诀 祛风除湿用狗脊，补肝强肾壮腰膝，
苦甘性温能收涩，固摄敛带兼止遗。

4. 千年健

药性 苦、辛，温。归肝、肾经。

功效特点	主治病证
祛风湿，强筋骨	风湿痹痛

用法用量 煎服，4.5～9g；或酒浸服。

使用注意 阴虚内热者慎服。

歌诀 辛苦温性千年健，祛风除湿益肾肝，
入酒浸服疗顽痹，走窜善行经络宣。

5. 雪莲花

药性 甘、微苦，温。归肝、肾经。

功效特点	主治病证
祛风湿，强筋骨	风湿痹证
补肾助阳	阳痿、遗精
调经止血	月经不调，经闭痛经，崩漏带下

用法用量 煎服，6～12g。外用适量。

使用注意 孕妇忌服。

歌诀 雪莲性温味甘苦，祛风除湿强筋骨，
补肾壮阳治阳痿，调经止血虚冷补。

6. 鹿衔草

药性 甘、苦，温。归肝、肾经。

功效特点	主治病证
祛风湿，强筋骨	风湿痹痛
调经止血	月经过多；崩漏；咯血；外伤出血
补肺止咳	肺虚久咳劳嗽

用法用量 煎服，9～15g。外用适量。

歌诀 鹿衔草味甘温苦，祛风除湿强筋骨，
活血调经能止血，补益肺肾喘嗽除。

7. 石楠叶

药性 辛、苦，平。有小毒。归肝、肾经。

功效特点	主治病证
祛风湿，通经络，益肾气	风湿痹证；风疹瘙痒；头风头痛；腰膝酸痛

用法用量 煎服，10～15g。外用适量。

歌诀 石楠辛苦有小毒，祛风除湿效显著，
功擅止痒通经络，补益肾气腰痛除。

第五章 化湿药

本章歌诀

芳香化湿八君子，藿香苍术与厚朴，

砂佩草果双豆蔻，温中除湿好处多。

1. 藿香

药性 辛，微温。归脾、胃、肺经。

功效特点	主治病证
化湿解表祛暑	湿阻中焦；暑湿证；湿温证
止呕	呕吐
治癣	手癣；脚癣

用法用量 煎服，5～10g。鲜品加倍。

使用注意 阴虚血燥者不宜用。

歌诀 藿香化湿又解暑，和中止呕微火煮，

味辛微温醒脾胃，湿温初起服之除。

2. 佩兰

药性 辛，平。归脾、胃、肺经。

功效特点	主治病证
化湿祛暑	湿阻中焦证；湿温证；暑湿证

用法用量 煎服，5~10g。鲜品加倍。

歌诀 佩兰化湿解暑精，中焦湿阻陈腐清，

清肺消痰散郁结，行脾胃肺性辛平。

3. 苍术

药性 辛、苦，温。归脾、胃、肝经。

功效特点	主治病证
燥湿健脾	湿阻中焦证；泄泻
发汗，祛风湿	风寒夹湿表证；湿痹；痿躄等下焦湿热证
明目	雀盲；两目干涩

用法用量 煎服，5~10g。

使用注意 阴虚内热、气虚多汗者忌用。

歌诀 苍术味辛苦温燥，善除湿浊阻中焦，

健脾明目功效著，祛风散寒解肌表。

4. 厚朴

药性 苦、辛，温。归脾、胃、肺、大肠经。

功效特点	主治病证
行气，消积	脾胃气滞证；积滞
行气燥湿	湿阻中焦证；泄泻
下气，消痰平喘	咳嗽气喘

用法用量 煎服，3~10g。或入丸、散。

使用注意 气虚津亏者及孕妇慎用。

歌诀 厚朴辛苦温燥散，宽中下气除胀满，
痰饮阻肺胸闷喘，燥湿消痰去湿寒。

5. 砂仁

药性 辛，温。归脾、胃、肾经。

功效特点	主治病证
行气，化湿，健脾	脾胃气滞，湿阻之证
温中止泻	脾寒泄泻
安胎	恶阻、胎动不安

用法用量 煎服，3~6g，入汤剂宜后下。

使用注意 阴虚血燥者慎用。

歌诀 砂仁辛温可化湿，温脾暖胃泻痢止，
行气安胎后下入，寒湿气滞最为宜。

6. 豆蔻

药性 辛，温。归肺、脾、胃经。

功效特点	主治病证
行气，化湿，健脾	湿阻中焦证；湿温证
温胃止呕	呕吐

用法用量 煎服，3～6g，入汤剂宜后下。

使用注意 阴虚血燥者慎用。

歌诀 白蔻功在芳香气，研细后下入汤剂，
宽中温胃止呕吐，辛温化湿降胃气。

7. 草豆蔻

药性 辛，温。归脾、胃经。

功效特点	主治病证
温中，燥湿	脾胃寒湿证

用法用量 煎服，3～6g。入汤剂宜后下。

使用注意 阴虚血燥者慎用。

歌诀　草蔻温中止呕吐，辛温燥化寒湿阻，
　　　　散寒止痛益脾胃，湿浊寒气稍煎除。

8. 草果

药性　辛，温。归脾、胃经。

功效特点	主治病证
燥湿温中	脾胃寒湿证
截疟	疟疾

用法用量　煎服，3~6g。

使用注意　阴虚血燥者慎用。

歌诀　散寒燥湿用草果，寒湿腹痛苔腻浊，
　　　　解毒截虐益真气，辛温芳香辟痰浊。

第六章　利水渗湿药

本章歌诀

第一节　利水消肿药

茯苓利水又健脾，除痹排脓用薏苡；
猪苓泻渗利水道，泽泻清热止精遗；
消肿退黄玉米须，解暑止渴冬瓜皮；
善解酒醉枳椇子，祛风强筋香加皮；
葫芦通淋浮肿消，攻毒止咳有泽漆；
蝼蛄下行通利猛，芥菜凉血退目翳。

第二节　利尿通淋药

车前利尿清肝肾，滑石敛疮解湿温；
通草行气利淋涩，木通下乳能清心；
瞿麦通经降心火，萹蓄杀虫疗湿疹；
利湿止痒地肤子，诸淋涩痛用海金；

石韦清肺兼凉血，冬葵润滑乳可渗；
萆薢除痹祛白浊，心火炎扰取灯心。

第三节　利湿退黄药

利湿退黄选茵陈，地耳虎杖钱垂盆；
珍珠鸡骨疏肝郁，湿热黄疸诸药擒。

第一节　利水消肿药

1. 茯苓

药性　甘、淡，平。归心、脾、肾经。

功效特点	主治病证
利水渗湿	水肿；小便不利；痰饮积聚
健脾	脾气虚之泄泻便溏
宁心安神	心悸；失眠

用法用量　煎服，9～15g。

使用注意　虚寒精滑者忌服。

歌诀　归心脾肾是茯苓，利水消肿甘淡平，
　　　　渗湿止泻除痰饮，健脾安神心悸宁。

2. 薏苡仁

药性　甘、淡，凉。归脾、胃、肺经。

功效特点	主治病证
利水渗湿	水肿；脚气；小便不利；淋证
健脾止泻	脾虚泄泻
除痹	风湿痹痛
清热排脓	肺痈；肠痈

用法用量　煎服，9～30g。清利湿热宜生用，健脾止泻宜炒用。

使用注意　津液不足者慎用。

歌诀　薏仁甘淡性偏凉，归于脾胃肺经上，
　　　　利水渗湿亦健脾，清热排脓除痹疡。

3. 猪苓

药性　甘、淡，平。归肾、膀胱经。

功效特点	主治病证
利水渗湿	小便不利；水肿；淋病；泄泻

用法用量　煎服，6～12g。

歌诀　猪苓药性淡平甘，归经于肾和膀胱，

利水消肿通小便，渗湿止泻功效强。

4. 泽泻

药性 甘，寒。归肾、膀胱经。

功效特点	主治病证
利水渗湿	小便不利；水肿；淋证
泄热	阴虚发热；遗精

用法用量 煎服，5～10g。

歌诀 泽泻甘寒归肾膀，利水消肿渗湿强，
既能清解膀胱热，又泻肾火功效良。

5. 冬瓜皮

药性 甘，凉。归脾、小肠经。

功效特点	主治病证
利水消肿	水肿；小便不利
清热解暑	暑热夹湿证

用法用量 煎服，15～30g。

歌诀 冬瓜之皮性甘凉，归经于脾和小肠，
利水消肿行皮下，清解暑热必备上。

6. 玉米须

药性　甘，平。归膀胱、肝、胆经。

功效特点	主治病证
利水消肿，通淋	水肿；淋病
利湿退黄	黄疸

用法用量　煎服，30～60g。鲜者加倍。

歌诀　味甘性平玉米须，主入膀胱水湿利，
　　　　又入肝胆能退黄，水肿黄疸皆可去。

7. 葫芦

药性　甘，平。归肺、肾经。

功效特点	主治病证
利水消肿	水肿；腹水胀满

用法用量　煎服，15～30g。鲜者加倍。

歌诀　葫芦甘平入肾肺，利水除湿浮肿退，
　　　　通淋可治血热淋，退黄茵栀金钱配。

8. 香加皮

药性　辛、苦，温。有毒。归肝、肾、

心经。

功效特点	主治病证
祛风湿，强筋骨	风寒湿痹；腰膝酸痛
利水消肿	水肿；小便不利

用法用量 煎服，3～6g。浸酒或入丸、散，酌量。

使用注意 本品有毒，服用不宜过量。

歌诀 归肝心肾香加皮，祛风强骨除湿痹，
　　　　辛苦温燥消水肿，有毒多用乃不宜。

9. 枳椇子

药性 甘、酸，平。归脾经。

功效特点	主治病证
利水消肿	水肿；小便不利
解酒毒	酒醉神昏

用法用量 煎服，10～15g。

歌诀 枳椇性味酸甘平，利水消肿归脾经，
　　　　主通二便兼除烦，伴与麝香唤酒醒。

10. 泽漆

药性 辛、苦，微寒。有毒。归大肠、小肠、肺经。

功效特点	主治病证
利水消肿	水肿；腹水胀满
化痰止咳	咳喘痰多
攻毒散结	瘰疬；癣疮

用法用量 煎服，5～10g。外用适量。

使用注意 本品苦寒降泄，脾胃虚寒者及孕妇慎用。有毒，不宜过量或长期使用。

歌诀 泽漆辛苦有寒毒，大小肠肺归经途，
利水消肿化痰喘，止咳散结可攻毒。

11. 蝼蛄

药性 咸，寒。归膀胱、大肠、小肠经。

功效特点	主治病证
利水消肿	水肿
利尿通淋	小便不利；癃闭；淋证尿道涩痛等

用法用量 煎服，6～9g。研末服，每次

3 ~5g。外用适量。

使用注意 本品下行，通利之功较强，气虚体弱者及孕妇忌用。

歌诀 蝼蛄利水一猛将，大肠小肠兼膀胱，
　　　　利尿通淋与消肿，水肿淋证服之康。

12. 荠菜

药性 甘，凉。归肝、胃经。

功效特点	主治病证
利水消肿	水肿；石淋；癃闭
清肝明目	肝热目赤；翳障
凉血止血	血热出血证

用法用量 煎服，15 ~30g。鲜品加倍。外用适量。

歌诀 荠菜甘凉归肝胃，明目除障肝热退，
　　　　利水消肿去水湿，血热出血用之对。

第二节　利尿通淋药

1. 车前子

药性　甘，微寒。归肝、肾、肺、小肠经。

功效特点	主治病证
利尿通淋	水肿；小便不利；淋病
渗湿止泻	湿热泄泻
清肝明目	肝热目赤肿痛；目暗昏花；翳障
清肺化痰	肺热咳嗽

用法用量　煎服，9～15g。宜包煎。

使用注意　肾虚遗滑者慎用。

歌诀　车前味甘性微寒，归肝肾肺与小肠，
　　　　利尿通淋兼明目，渗湿止泻祛痰浆。

2. 滑石

药性　甘、淡，寒。归膀胱、肺、胃经。

功效特点	主治病证
利尿通淋	热淋；石淋；尿道涩痛
清暑祛湿	暑湿证；湿温证
外用收湿敛疮	湿疹，湿疮；痱子

用法用量 煎服，10～20g。宜包煎。外用适量。

使用注意 脾虚、热病伤津及孕妇忌用。

歌诀 滑石味甘偏寒性，归于膀胱肺胃经，
清热解暑消石淋，收湿敛疮湿疹清。

3. 木通

药性 苦，寒。有毒。归心、小肠、膀胱经。

功效特点	主治病证
利尿通淋	热淋尿道涩痛；水肿
清心泻火	心火上炎，口舌生疮；心烦尿赤
通经下乳	产后经闭，乳汁不下

用法用量 煎服，3～6g。

使用注意 本品不宜过量服或久服，孕妇忌服，内无湿热者、儿童与年老体弱者

慎用。

歌诀　木通苦寒有毒性，主入膀胱小肠经，
　　　　　利尿通淋清心火，通经下乳经闭停。

4. 通草

药性　甘、淡，微寒。归肺、胃经。

功效特点	主治病证
利水通淋	热淋尿道涩痛；水肿
通气下乳	产后乳汁不通

用法用量　煎服，6～12g。

使用注意　孕妇慎用。

歌诀　通草性味寒甘淡，质轻主入肺胃兼，
　　　　　利尿通淋又通乳，淋证水肿服之安。

5. 瞿麦

药性　苦，寒。归心、小肠经。

功效特点	主治病证
利尿通淋	淋病尿道涩痛
破血通经	瘀血经闭；月经不调

用法用量　煎服，9～15g。

使用注意 孕妇忌服。

歌诀 瞿麦味苦性偏寒，利尿通淋特点专，

破血通经逐瘀血，月经不调服之痊。

6. 萹蓄

药性 苦，微寒。归膀胱经。

功效特点	主治病证
利尿通淋	淋病尿道涩痛
杀虫止痒	湿疹；阴痒；湿疮；疥癣

用法用量 煎服，9~15g。鲜者加倍。外用适量。

使用注意 脾虚者慎用。

歌诀 萹蓄苦寒行膀胱，善杀疥虫兼止痒，

脾胃虚寒要慎用，利尿通淋功效强。

7. 地肤子

药性 辛、苦，寒。归肾、膀胱经。

功效特点	主治病证
利尿通淋	淋病尿道涩痛
清热利湿止痒	阴痒带下；风疹；湿疹

用法用量 煎服，9～15g。外用适量。

歌诀 利尿通淋有地肤，药性偏寒味辛苦，

清热利湿止肤痒，湿疹风疹皆能除。

8. 海金沙

药性 甘、咸，寒。归膀胱、小肠经。

功效特点	主治病证
利尿通淋止痛	淋病尿道涩痛；肝胆结石

用法用量 煎服，6～15g。宜包煎。

使用注意 肾阴亏虚者慎服。

歌诀 利水消肿海金沙，淋痛要药效用佳，

味咸性寒清湿热，肾阴亏虚勿用它。

9. 石韦

药性 甘、苦，微寒。归肺、膀胱经。

功效特点	主治病证
利尿通淋	淋病尿道涩痛
化痰止咳	肺热咳嗽痰多
凉血止血	血热出血

用法用量 煎服，6～12g。

歌诀　石韦清肺止咳喘，味苦性寒化痰涎，
　　　　游走膀胱除石淋，凉血止血效灵验。

10. 冬葵子

药性　甘、涩，凉。归大肠、小肠、膀胱经。

功效特点	主治病证
利尿通淋	淋证尿道涩痛
通经下乳	乳汁不通、乳房胀痛
润肠通便	肠燥便秘

用法用量　煎服，3～9g。

使用注意　脾虚便溏者与孕妇慎用。

歌诀　冬葵甘涩性偏凉，归经膀胱大小肠，
　　　　利尿通淋治淋证，润肠下乳除肿胀。

11. 灯心草

药性　甘、淡，微寒。归心、肺、小肠经。

功效特点	主治病证
利尿通淋	热淋尿道涩痛；水肿小便不利
清心降火	心烦失眠；口舌生疮；小儿夜啼；喉痹

用法用量　煎服，1~3g。外用适量。

歌诀　甘淡微寒灯心草，利尿通淋一佐药，

　　　　归心入肺与小肠，清心降火烦忧消。

12. 萆薢

药性　苦，平。归肾、胃经。

功效特点	主治病证
利湿通淋	膏淋尿道涩痛；白浊
祛风除湿	风湿痹证

用法用量　煎服，10~15g。

使用注意　肾阴亏虚、遗精滑泄者慎用。

歌诀　膏淋要药需牢记，萆薢去浊最为宜，

　　　　药性苦平归肾胃，祛风通络可除痹。

第三节　利湿退黄药

1. 茵陈

药性　苦、辛，微寒。归脾、胃、肝、胆经。

功效特点	主治病证
利胆退黄	黄疸；肝胆结石
清利湿热	湿温病；湿疮；疥癣

用法用量 煎服，6～15g。外用适量。

使用注意 血虚发黄者及血虚萎黄者慎用。

歌诀 茵陈苦辛性微寒，归经脾胃与肝胆，
　　　　清热利湿治瘙痒，利胆退黄清黄疸。

2. 金钱草

药性 甘、咸，微寒。归肝、胆、肾、膀胱经。

功效特点	主治病证
利尿通淋	热淋；石淋尿道涩痛
清肝胆湿热	肝胆结石；黄疸
解毒消肿	痈肿疮毒；毒蛇咬伤

用法用量 煎服，15～60g。鲜品加倍。外用适量。

歌诀 利湿退黄有金钱，善消结石利肝胆，
　　　　甘咸微寒清湿热，解毒消肿疗火丹。

3. 虎杖

药性 微苦，微寒。归肝、胆、肺经。

功效特点	主治病证
利湿退黄	湿热黄疸；湿热带下；淋浊
活血止痛	瘀血经闭；风湿痹痛；跌打伤痛
清热解毒	水火烫伤；疮痈肿毒；毒蛇咬伤
化痰止咳	肺热咳嗽
泻下通便	热结便秘

用法用量 煎服，9～15g。外用适量。

使用注意 孕妇忌服。

歌诀 虎杖苦寒入肝肺，通便利湿黄疸退，
散瘀止痛调经血，清热解毒化咳秽。

4. 地耳草

药性 苦、甘，凉。归肝、胆经。

功效特点	主治病证
利湿退黄	湿热黄疸；淋浊；湿热带下
清热解毒	水火烫伤；痈肿疮毒；毒蛇咬伤
活血消肿	跌打损伤，瘀血肿痛

用法用量 煎服，15～30g。外用适量。

歌诀 利湿退黄有良药，甘苦性凉地耳草，

清热解毒消痈肿，活血瘀滞损伤疗。

5. 垂盆草

药性 甘、淡、微酸，微寒。归心、肝、胆经。

功效特点	主治病证
利湿退黄	湿热黄疸
清热解毒	痈疽疮疡；毒蛇咬伤；喉痹

用法用量 煎服，15～30g。鲜品250g。

歌诀 垂盆甘淡微酸性，寒凉入心肝胆经，

通利湿热退黄疸，清热解毒痈肿轻。

6. 鸡骨草

药性 甘、微苦，凉。归肝、胃经。

功效特点	主治病证
利湿退黄	湿热黄疸
清热解毒	痈疽疮疡；乳痈
疏肝止痛	胸胁不舒；胃脘胀痛

用法用量 煎服，15～30g。

歌诀 鸡骨微苦能退黄，清热解毒治疮疡，

　　　　胁肋不舒胃脘胀，疏肝止痛服之良。

7. 珍珠草

药性 甘、苦，凉。归肝、肺经。

功效特点	主治病证
利湿退黄	湿热黄疸；泻痢；淋证尿道涩痛
凉肝明目	肝热目赤肿痛
消积除疳	小儿疳积
清热解毒	疮疡肿毒；蛇犬咬伤

用法用量 煎服，15～30g。鲜品30～60g。外用适量。

使用注意 苦凉之品，阳虚体弱者慎用。

歌诀 珍珠草苦性甘凉，利湿退黄止痢强，

　　　　清热明目兼消积，亦可解毒退疮疡。

第七章　温里药

本章歌诀

回阳救逆附子良，温肺通脉选干姜；
肉桂引火归原巢，理气和胃小茴香；
止呕止泻吴茱萸，降逆温肾有丁香；
胡椒下气消痰滞，温中止呕高良姜；
花椒杀虫止瘙痒，行气荜茇与荜澄。

1. 附子

药性　辛、甘，大热。有毒。归心、肾、脾经。

功效特点	主治病证
回阳救逆	亡阳欲脱证
补火助阳	各种阳虚证
温经散寒，除湿止痛	寒痹证

用法用量　煎服，3～15g；本品有毒，宜先煎 0.5～1 小时。

使用注意　孕妇及阴虚阳亢者忌用。反半夏、瓜蒌、贝母、白蔹、白及。

歌诀　附子回阳救逆强，辛甘峻补助元阳，
　　　　生品有毒须炮制，散寒止痛一猛将。

2. 干姜

药性　辛，热。归脾、胃、肾、心、肺经。

功效特点	主治病证
温中散寒	脾胃中焦寒证
回阳通脉	亡阳证
温肺化饮	寒饮伏肺之咳喘

用法用量　煎服，3～10g。

使用注意　本品辛热燥烈，阴虚内热、血热妄行者忌用。

歌诀　温里佳品有干姜，回阳通脉暖中阳，
　　　　温肺化饮治寒喘，腹痛呕吐服之康。

3. 肉桂

药性　辛、甘，大热。归肾、脾、心、肝经。

功效特点	主治病证
补火助阳	阳痿；宫冷不孕；命门火衰证
散寒止痛	脘腹冷痛；寒疝疼痛
温经通脉	阳虚胸痹；阴疽；经闭；痛经；痈疡
引火归原	下元虚冷，虚阳上浮

用法用量　煎服，1~4.5g，宜后下。

使用注意　阴虚火旺、血热妄行及孕妇忌用。畏赤石脂。

歌诀　辛甘大热生肉桂，益阳消阴相火随，
补火散寒止疼痛，温经通脉引火归。

4. 吴茱萸

药性　辛、苦，热。有小毒。归肝、脾、胃、肾经。

功效特点	主治病证
散寒止痛	寒凝疼痛；巅顶头疼
降逆止呕	胃寒呕吐；肝胃不和泛酸
温中止泻	脾肾阳虚，五更泄泻；寒湿泄泻，痢疾

用法用量　煎服，1.5~4.5g。外用适量。

使用注意　阴虚有热者忌用。

歌诀　吴茱萸归肝肾经，味苦辛热有毒性，
　　　　散寒止痛降咳逆，助阳止泻呕吐停。

5. 小茴香

药性　辛，温。归肝、肾、脾、胃经。

功效特点	主治病证
散寒止痛	寒疝腹痛；睾丸偏坠；肾虚腰痛
理气和胃	中焦虚寒气滞证

用法用量　煎服，3~6g。外用适量。

使用注意　阴虚火旺者慎用。

歌诀　茴香理气和脾胃，清香辛温咸味贵，
　　　　善治中焦虚寒证，散寒止痛暖腹魁。

6. 丁香

药性 辛，温。归脾、胃、肺、肾经。

功效特点	主治病证
温中降逆	胃寒呕吐、呃逆
散寒止痛	胃寒脘腹冷痛
温肾助阳	阳痿遗精；宫冷不孕

用法用量 煎服，1～3g。外用适量。

使用注意 热证及阴虚内热者忌用。畏郁金。

歌诀 丁香归脾肺胃经，配伍须记畏郁金，
胃寒呕吐脘腹冷，服之温肾助阳行。

7. 高良姜

药性 辛，热。归脾、胃经。

功效特点	主治病证
散寒止痛	中焦有寒之脘腹冷痛，泄泻
温中止呕	胃寒呕吐

用法用量 煎服，3～6g。研末服，每次3g。

歌诀 温脾佳品高良姜，驱散寒邪止呕良，

辛热性阳除暴冷，胃寒肝郁温散强。

8. 胡椒

药性 辛，热。归胃、大肠经。

功效特点	主治病证
温中散寒，下气消痰	脘腹冷痛；呕吐； 泄泻；痰饮

用法用量 煎服，2～4g；研末服，每次 0.6～1.5g。外用适量。

歌诀 胡椒温中散胃寒，调和脾胃功独擅，

下气行滞通大肠，消痰宽胸气结散。

9. 花椒

药性 辛，温。归脾、胃、肾经。

功效特点	主治病证
温中止痛	中焦有寒之脘腹冷痛；牙痛
杀虫止痒	蛔虫病；皮肤瘙痒；阴痒

用法用量 煎服，3～6g。外用适量。

歌诀 花椒温燥入脾胃，善治瘙痒亦驱蛔，

散寒止痛效甚好，煎汤外洗湿疹退。

10. 荜茇

药性 辛，热。归胃、大肠经。

功效特点	主治病证
温中散寒止痛	中焦有寒之脘腹冷痛，呕吐，泄泻

用法用量 煎服，1.5~3g。外用适量。

歌诀 荜茇辛热归胃肠，散寒下气止痛良，
呕吐呃逆泄泻止，脘腹冷痛复正常。

11. 荜澄茄

药性 辛，温。归脾、胃、肾、膀胱经。

功效特点	主治病证
温中散寒	脘腹冷痛；呕吐；泄泻
行气止痛	寒凝气滞疝气痛

用法用量 煎服，1.5~3g。

歌诀 药性辛温荜澄茄，温中散寒呃逆解，
归经膀胱肾胃脾，行气止痛寒疝绝。

第八章 理气药

本章歌诀

陈皮化痰健益脾，青皮疏肝化滞积；
木香消食止疼痛，枳实祛痰除满痞；
沉香温肾降气逆，檀香调中治寒痹；
杀虫疗癣川楝子，乌药暖肾缩尿遗；
解毒消肿青木香，香附疏肝调经宜；
佛手香橼化痰饮，活血散瘀香玫瑰；
疏肝和胃娑罗子，通阳散结薤白利；
温肾助阳九香虫，宽中理气大腹皮；
刀豆甘松天仙藤，降气止呃用柿蒂；
散寒止痛荔枝核，绿萼梅使痰血离。

1. 陈皮

药性 辛、苦，温。归脾、肺经。

功效特点	主治病证
理气健脾	脾胃气滞证；脾胃气虚证
燥湿化痰	肺失宣降之湿痰、寒痰咳嗽

用法用量 煎服，3~9g。

歌诀 理气健脾是陈皮，辛苦性温归肺脾，
燥湿化痰止肺咳，温通行气通滞痹。

2. 青皮

药性 苦、辛，温。归肝、胆、胃经。

功效特点	主治病证
疏肝破气	肝气郁滞胁肋，乳房胀痛，脘腹疼痛
消积化滞	食积气滞证；癥瘕积聚

用法用量 煎服，3~9g。醋炙疏肝止痛力强。

歌诀 苦辛性温是青皮，疏肝散结可破气，
归经主入肝胆胃，消积化滞除癥痞。

3. 枳实

药性 苦、辛、酸，温。归脾、胃、大

肠经。

功效特点	主治病证
破气消积	食积停滞；腹痛便秘
化痰除痞	痰浊阻塞，胸痹结胸证

用法用量 煎服，3～9g，大剂量可用至30g。

使用注意 孕妇慎用。

歌诀 苦辛酸温是枳实，破气除痞消积食，
      归经脾胃与大肠，化痰祛滞疼痛止。

4. 木香

药性 辛、苦，温。归脾、胃、大肠、胆、三焦经。

功效特点	主治病证
行气止痛，健脾消食	脾胃气滞证之腹痛、胁痛；泻痢里急后重；黄疸

用法用量 煎服，1.5～6g。生用行气力强，煨用行气力缓而实肠止泻。

歌诀 辛苦性温是木香，脾胃三焦胆大肠，
      消食导滞健脾胃，行气止痛效力强。

5. 沉香

药性 辛、苦，微温。归脾、胃、肾经。

功效特点	主治病证
行气止痛	寒凝气滞之胸腹胀痛
温中止呕	胃寒呕吐、呃逆证
纳气平喘	肾不纳气之虚喘证

用法用量 煎服，1.5~4.5g，宜后下。

歌诀 沉香辛苦性微温，归经主入脾胃肾，
　　　行气镇痛止寒呕，温肾纳气平喘神。

6. 檀香

药性 辛，温。归脾、胃、心、肺经。

功效特点	主治病证
理气散寒止痛	寒凝气滞，胸腹疼痛

用法用量 煎服，2~5g，宜后下；入丸、散，1~3g。

使用注意 阴虚火旺、实热吐衄者慎用。

歌诀 行气止痛归心肺，散寒调中入脾胃，
　　　胸腹寒凝气滞解，辛温檀香用之最。

7. 川楝子

药性　苦，寒。有小毒。归肝、胃、小肠、膀胱经。

功效特点	主治病证
行气止痛，泻肝火	肝气郁滞或肝胃不和证兼有热者
杀虫疗癣	虫积腹痛；疥癣

用法用量　煎服，4.5～9g。外用适量。

使用注意　本品有毒，不宜过量或持续服用。

歌诀　川楝小毒性苦寒，归经小肠胃膀肝，
　　　　　行气止痛又杀虫，肝郁有热用之散。

8. 乌药

药性　辛，温。归肺、脾、肾、膀胱经。

功效特点	主治病证
行气止痛	寒凝气滞，胸腹诸痛证
温肾散寒	肾经虚寒之遗尿、尿频

用法用量　煎服，3～9g。

歌诀　乌药辛温行气滞，温肾散寒冷痛止，
　　　　归经肺脾肾膀胱，尿频遗尿配益智。

9. 青木香

药性　辛、苦，寒。归肝、胃经。

功效特点	主治病证
行气止痛	肝胃气滞，胸胁脘腹胀痛兼有热者
清热解毒消肿	疔疮肿毒；毒蛇咬伤

用法用量　煎服，3～9g。外用适量。

使用注意　本品不宜多服，过量可引起恶心、呕吐等胃肠道反应。

歌诀　辛苦性寒青木香，归肝入胃行气胀，
　　　　解毒消肿兼止痛，亦治疔毒蛇咬伤。

10. 荔枝核

药性　辛、微苦，温。归肝、胃经。

功效特点	主治病证
行气散结	寒凝肝脉之寒疝腹痛，睾丸肿痛
散寒止痛	肝气郁滞，胃脘痛；痛经；产后瘀血腹痛

用法用量 煎服，4.5~9g。或入丸散、剂。

歌诀 荔枝核善除寒疝，温通止痛散胃寒，
行气散结辛温苦，疏肝和胃腹痛安。

11. 香附

药性 辛、微苦、微甘，平。归肝、脾、三焦经。

功效特点	主治病证
疏肝理气	肝郁气滞，胁肋胀痛，疝气痛
调经止痛	月经不调；痛经；乳房胀痛

用法用量 煎服，6~9g。醋炙止痛力增强。

歌诀 调经止痛用香附，药性平辛微甘苦，
疏肝解郁归肝脾，理气调中三焦舒。

12. 佛手

药性 辛、苦，温。归肝、脾、胃、肺经。

功效特点	主治病证
疏肝理气	肝郁气滞，胸胁胀痛，脘腹疼痛
和中化痰	咳嗽痰多

用法用量 煎服，3~9g。

歌诀 佛手芳香善醒脾，燥湿化痰理中气，
胸闷作痛亦可除，疏肝解郁最相宜。

13. 香橼

药性 辛、微苦、酸，温。归肝、脾、胃、肺经。

功效特点	主治病证
疏肝理气解郁	肝失疏泄、脾胃气滞证
和中化痰	咳嗽痰多

用法用量 煎服，3~9g。

歌诀 香橼微苦酸辛温，理气和中脾胃镇，
燥湿化痰利胸膈，疏肝解郁效力神。

14. 玫瑰花

药性 甘、微苦，温。归肝、脾经。

功效特点	主治病证
疏肝解郁	肝胃不和，胸胁或胃脘胀痛
活血止痛	月经不调；经前乳房胀痛；跌打损伤瘀血痛

用法用量　煎服，1.5~6g。

歌诀　玫瑰花蕾香气浓，味甘微苦性温通，
　　　　　疏肝解郁兼醒脾，活血行气善止痛。

15. 绿萼梅

药性　微酸、涩，平。归肝、胃、肺经。

功效特点	主治病证
疏肝解郁	肝胃气滞，胸胁胀痛
和中化痰	痰涎阻滞；梅核气

用法用量　煎服，3~5g。

歌诀　绿萼梅平涩微酸，善消气滞除胀满，
　　　　　治疗梅核一要药，疏肝解郁兼化痰。

16. 娑罗子

药性　甘，温。归肝、胃经。

功效特点	主治病证
疏肝理气，和胃止痛	肝郁气滞，胸胁脘腹胀痛；经前乳房胀痛

用法用量 煎服，3~9g。

歌诀 性味甘温娑罗子，理气宽中胃痛息，

疏肝解郁畅气机，经前乳胀常用伊。

17. 薤白

药性 辛、苦，温。归肺、胃、大肠经。

功效特点	主治病证
通阳散结	阳气郁结，胸痹心痛证
行气导滞	泻痢里急后重证

用法用量 煎服，5~9g。

歌诀 薤白辛苦温散寒，药力大肠肺胃传，

行气导滞治泻痢，寒凝胸痹亦可痊。

18. 天仙藤

药性 苦，温。归肝、脾经。

功效特点	主治病证
疏肝理气止痛	肝胃气痛；疝气痛；产后腹痛
活血通络	风湿痹痛；癥瘕积聚

用法用量 煎服，4.5～9g。

歌诀 理气佳品天仙藤，苦温活血善止痛，
归肝入脾疗痹疾，癥瘕积聚服之通。

19. 大腹皮

药性 辛，微温。归脾、胃、大肠、小肠经。

功效特点	主治病证
理气宽中	胃肠气滞，脘腹胀满
行水消肿	水肿胀满；脚气浮肿；小便不利

用法用量 煎服，4.5～9g。

歌诀 利水消肿大腹皮，理气宽中降气逆，
辛温主入脾胃肠，脚气便秘用之宜。

20. 甘松

药性 辛、甘，温。归脾、胃经。

功效特点	主治病证
行气止痛	气滞胸闷，脘腹胀痛；牙疼
开郁醒脾	劳思伤脾之不思饮食

用法用量 煎服，3~6g。外用适量。

歌诀 甘松功善治牙痛，开郁醒脾芳香浓，
辛甘行气消胀满，性温散寒毒可攻。

21. 九香虫

药性 咸，温。归肝、脾、肾经。

功效特点	主治病证
理气止痛	肝胃气痛；脘腹冷痛
温肾助阳	肾阳虚阳痿，腰膝冷痛，遗尿尿频

用法用量 煎服，3~9g。入丸、散剂服，1.5~3g。

歌诀 香虫咸温助肾阳，理气止痛肝气畅，
中焦入脾除寒痛，阳痿遗尿用之强。

22. 刀豆

药性 甘，温。归胃、肾经。

功效特点	主治病证
降气止呃	虚寒呃逆，呕吐
温肾助阳	肾虚腰痛，阳痿，遗尿尿频

用法用量 煎服，6~9g。

歌诀 刀豆降气止呃强，甘温暖胃主沉降，
单行可治肾虚痛，归经入肾补元阳。

23. 柿蒂

药性 苦、涩，平。归胃经。

功效特点	主治病证
降气止呃	呃逆证寒热咸宜

用法用量 煎服，4.5~9g。

歌诀 柿蒂苦涩性味平，止呃要药归胃经，
胃气上逆痰浊阻，呃逆寒热皆可行。

第九章　消食药

本章歌诀

食积困脾用山楂，开胃神曲麦稻芽；
降气化痰莱菔子，鸡金涩精止遗滑；
清热化痰鸡矢藤，隔山理气催乳下；
阿魏杀虫癥结化，消食化滞运化佳。

1. 山楂

药性　酸、甘，微温。归脾、胃、肝经。

功效特点	主治病证
消食化积	饮食积滞，尤善肉食积滞
行气活血散瘀	气滞血瘀之腹痛；疝气痛；痛经

用法用量　煎服，10～15g，大剂量30g。

使用注意　胃酸分泌过多者慎用。

歌诀　山楂味酸性微温，消食化积肉滞分，生服功善散瘀血，炒用治疗腹痛神。

2. 神曲

药性　甘、辛，温。归脾、胃经。

功效特点	主治病证
消食和胃	食积不化

用法用量　煎服，6~15g。消食宜炒焦用。

歌诀　神曲味甘效神奇，消食和胃能下气，
　　　　　健脾止泻炒焦用，伤食泄泻尤兼宜。

3. 麦芽

药性　甘，平。归脾、胃、肝经。

功效特点	主治病证
消食健脾	米面薯芋积滞，消化不良
回乳消胀	妇女断乳、乳房胀痛
疏肝解郁	肝气郁结，胸胁胀痛

用法用量　煎服，10~15g，大剂量30~120g。

使用注意　授乳期妇女不宜使用。

歌诀　麦芽归经脾胃肝，用治面积功独擅，
　　　　　回乳消胀妇人用，疏肝解郁药效专。

4. 稻芽

药性 甘，温。归脾、胃经。

功效特点	主治病证
消食和中，健脾开胃	米面薯芋食积停滞

用法用量 煎服，9~15g。生用长于和中；炒用偏于消食。

歌诀 稻芽甘温归胃脾，健脾开胃消食积，
生用长于理中焦，米面薯芋食滞去。

5. 莱菔子

药性 辛、甘，平。归肺、脾、胃经。

功效特点	主治病证
消食除胀	食积气滞证
降气化痰	气喘咳嗽痰多

用法用量 煎服，6~10g。生用吐风痰，炒用消食下气化痰。

使用注意 本品辛散耗气，气虚及无食积、痰滞者慎用。不宜与人参同用。

歌诀 莱菔味辛善降气，消食除胀和胃脾，
入肺亦治咳喘痰，能使人参失药力。

6. 鸡内金

药性 甘，平。归脾、胃、小肠、膀胱经。

功效特点	主治病证
消食健脾	食积不化；小儿疳积证
固精止遗	遗尿；肾虚遗精等
化石消坚	肝胆结石，泌尿系统结石

用法用量 煎服，3～10g；研末服，每次
1.5～3g。

使用注意 脾虚无积滞者慎用。

歌诀 内金入药能消积，脾虚无积请慎食，
长于消坚化硬结，肾虚遗精皆能治。

7. 鸡矢藤

药性 甘、苦，微寒。归脾、胃、肝、
肺经。

功效特点	主治病证
消食健脾	饮食积滞；小儿疳积
化痰止咳	肺热咳喘
清热解毒	咽喉肿痛；疮痈疔肿；水火烫伤
止痛	跌打伤痛；多种痛症

用法用量　煎服，15～60g。外用适量。

歌诀　矢藤味苦性微寒，入肺止咳又化痰，
　　　　消食健胃清热毒，多种痛症皆可散。

8. 隔山消

药性　甘、苦，平。归脾、胃、肝经。

功效特点	主治病证
消食健胃	饮食积滞
理气止痛	脘腹胀痛
催乳	乳汁不下或不畅

用法用量　煎服，9～15g；研末服，1～3g。

使用注意　过量服用易引起中毒。

歌诀　隔山消属消食药，研末服用效果妙，
　　　　健胃理气兼止痛，通气下乳疗效好。

9. 阿魏

药性 苦、辛，温。归肝、脾、胃经。

功效特点	主治病证
消食化积	肉食积滞
化癥散结	癥瘕；瘿瘤；瘰疬
杀虫	虫积腹痛

用法用量 内服，1～1.5g，多入丸、散，不宜入煎剂；外用适量。

使用注意 脾胃虚弱及孕妇忌用。

歌诀 阿魏化癥散结痞，消食导滞祛顽积，
苦泄辛温灭虫蛊，脾胃虚弱孕妇忌。

第十章 驱虫药

本章歌诀

杀虫消疳使君子，止痒疗癣苦楝皮；
杀绦通乳南瓜子，槟榔截疟行水气；
鹤芽研粉不宜煎，雷丸鹤虱攻疳积；
榧子止咳润肠道，风虚冷痛选芜荑。

1. 使君子

药性 甘，温。归脾、胃经。

功效特点	主治病证
杀虫消积	虫积腹痛；小儿疳积

用法用量 取仁炒香嚼服，6~9g。小儿每岁1~1.5粒，一日总量不超过20粒。

使用注意 大量服用可致呃逆、眩晕、呕吐、腹泻等反应。

歌诀 使君甘温入胃脾，气味香甜小儿宜，
　　　　杀虫消疳除积滞，空腹炒服热茶忌。

2. 苦楝皮

药性 苦，寒。有毒。归肝、脾、胃经。

功效特点	主治病证
杀虫消积	蛔虫证；钩虫证；蛲虫证
疗癣止痒	顽癣；湿疮

用法用量 煎服，4.5～9g。鲜品 15～30g。
外用适量。

使用注意 本品有毒，不宜过量或持续久服。

歌诀 驱蛔杀虫苦楝皮，清热燥湿疗癣离，
　　　　湿疹瘙痒外涂用，有毒久服不适宜。

3. 槟榔

药性 苦、辛，温。归胃、大肠经。

功效特点	主治病证
杀虫消积	肠道寄生虫病；食积气滞证
行气利水消肿	水肿；脚气肿痛
截疟	疟疾寒热往来

用法用量　煎服，3～10g。驱绦虫、姜片虫30～60g。

使用注意　脾虚便溏或气虚下陷者忌用；孕妇慎用。

歌诀　槟榔杀虫消食积，截杀疟毒除痰癖，
　　　　辛散苦泄性温热，行气利水疗湿疾。

4. 南瓜子

药性　甘，平。归胃、大肠经。

功效特点	主治病证
杀虫	绦虫病

用法用量　研粉，60～120g。冷开水调服。

歌诀　瓜子甘平驱虫妙，槟榔同用增疗效，
　　　　消肿杀虫不伤气，疳积萎黄全医好。

5. 鹤草芽

药性　苦、涩，凉。归肝、小肠、大肠经。

功效特点	主治病证
杀虫	绦虫病

用法用量　研粉吞服，每日30～45g，小儿

0.7~0.8g/kg，每日 1 次，早起空腹服。

歌诀　鹤芽味苦归肝肠，驱杀绦虫泻力强，

　　　　研粉晨服不入煎，特殊用法应记详。

6. 雷丸

药性　微苦，寒。有小毒。归胃、大肠经。

功效特点	主治病证
杀虫消积	绦虫病；钩虫病；蛔虫病；小儿疳积

用法用量　入丸、散，一次 5~7g，饭后用温开水调服，一日 3 次，连服 3 天。

歌诀　雷丸苦寒有小毒，研粉吞服诸虫伏，

　　　　驱杀绦虫消疳积，脾胃虚寒须慎服。

7. 鹤虱

药性　苦、辛，平。有小毒。归脾、胃经。

功效特点	主治病证
杀虫消积	虫积腹痛；小儿疳积

用法用量　煎服，3~10g，或入丸、散。外用适量。

使用注意 孕妇、腹泻者忌用。

歌诀 鹤虱小毒归胃脾，苦辛杀虫消虫积，

性平力缓可除疳，丸散皆可孕妇忌。

8. 榧子

药性 甘，平。归肺、胃、大肠经。

功效特点	主治病证
杀虫消积	虫积腹痛
润肺止咳	肺燥咳嗽
润肠通便	肠燥便秘

用法用量 煎服，10~15g。炒熟嚼服，一次用15g。

使用注意 大便溏薄、肺热咳嗽者不宜用。

歌诀 榧子杀虫药效剧，润肺止咳肃肺气，

润肠通便治便秘，绿豆同食疗效低。

9. 芜荑

药性 辛、苦，温。归脾、胃经。

功效特点	主治病证
杀虫消积	虫积腹痛；小儿疳积或泄泻等证

用法用量 煎服，3～10g。入丸、散，每次2～3g。

使用注意 脾胃虚弱者、肺及脾燥热者忌服。

歌诀 味苦辛温有芜荑，杀虫消积归胃脾，
亦疗泄泻止腹痛，最宜小儿患疳积。

第十一章　止血药

本章歌诀

第一节　凉血止血药

止血散瘀大小蓟，地榆解毒敛疮痈；
槐花性寒泻肝火，侧柏化痰止血痫；
清热利尿白茅根，苎麻安胎制痛起；
泻下杀虫用羊蹄，凉血止血虚寒忌。

第二节　化瘀止血药

三七活血定疼痛，茜草化瘀经水通；
蒲黄止血利小便，蕊石劫损须慎用；
降香和中辟浊秽，消肿止痛气滞行。

第三节　收敛止血药

补虚止痢仙鹤草，肺胃出血白及调；

紫珠清热消痈肿，血余藕节瘀不保；

榉木解毒止泻痢，棕榈力强年久妙。

第四节 温经止血药

艾叶温经安胎动，炮姜暖守脾胃中；

止呕止泻灶心土，温经止血固冲宫。

第一节 凉血止血药

1. 小蓟

药性 甘、苦，凉。归心、肝经。

功效特点	主治病证
凉血止血	血热出血诸证，如吐血、便血等
解毒散瘀消痈	热毒疮痈

用法用量 煎服，10～15g，鲜品加倍。外用适量，捣敷患处。

歌诀 小蓟性凉味苦甘，止血散瘀归心肝，
功似大蓟力稍弱，凉血止血痈疽散。

2. 大蓟

药性 甘、苦，凉。归心、肝经。

功效特点	主治病证
凉血止血	血热之衄血、吐血、便血、崩漏、尿血
解毒散瘀消痈	疮痈肿毒

用法用量 煎服，10～15g，鲜品可用30～60g。外用适量。

歌诀 大蓟苦甘凉心肝，化瘀解毒血瘀散，凉血止血消疮痈，降压退黄利肝胆。

3. 地榆

药性 苦、酸、涩，微寒。归肝、大肠经。

功效特点	主治病证
凉血止血	血热之尿血、便血、痔血、崩漏
解毒消肿敛疮	水火烫伤；湿疹瘙痒；皮肤溃烂；痈肿疮毒

用法用量 煎服，10～15g，大剂量可用至30g；或入丸、散。

使用注意 本品性寒酸涩，虚寒性便血、下痢、崩漏及出血有瘀者慎用。

歌诀 地榆归经肝大肠，善解热毒痈疮疡，
凉血止血寒酸涩，医治烫伤功效强。

4. 槐花

药性 苦，微寒。归肝、大肠经。

功效特点	主治病证
凉血止血	便血；痔血；尿血；崩漏；咯血；衄血
清肝降火	肝热目赤，烦热胸闷，头胀头痛

用法用量 煎服，10～15g。外用适量。止血多炒炭用，清热泻火宜生用。

使用注意 脾胃虚寒及阴虚发热而无实火者慎用。

歌诀 槐花味苦性寒凉，归经入肝及大肠，
清肝降火功独擅，凉血止血效果强。

5. 侧柏叶

药性 苦、涩，寒。归肺、肝、脾经。

功效特点	主治病证
凉血止血	血热之咯血、吐血、鼻衄、尿血；崩漏
燥湿止带	妇女湿热带下
清肺化痰	肺热咳喘
生发	血热脱发

用法用量 煎服，10~15g。外用适量。止血多炒炭用，化痰止咳宜生用。

歌诀 苦涩性寒侧柏叶，清热收敛善凉血，
清肺化痰止带下，生发乌发药效绝。

6. 白茅根

药性 甘，寒。归肺、胃、膀胱经。

功效特点	主治病证
凉血止血	血热之衄血、咯血、吐血、尿血
清热利尿	热淋尿道涩痛；水肿小便不利
清肺胃热	热病烦渴；胃热呕吐；肺热咳嗽

用法用量 煎服，15~30g，多生用，止血亦可炒炭用。

歌诀 白茅根茎味甘寒，清肺祛痰平咳喘，
凉血止血消吐衄，利尿泻降胃火炎。

7. 苎麻根

药性 甘，寒。归心、肝经。

功效特点	主治病证
凉血止血	血热之咯血、吐血、衄血、尿血
清热安胎	血热胎动不安；胎漏下血
清热利尿	热淋小便淋沥涩痛
清热解毒	热毒疮痈；蛇虫咬伤

用法用量 煎服，10～30g；鲜品 30～60g，捣汁服。外用适量。

歌诀 味甘性寒苎麻根，清热泻火入血分，
凉血止崩安胎动，疗疮消痈拔脓深。

8. 羊蹄

药性 苦、涩，寒。归心、肝、大肠经。

功效特点	主治病证
凉血止血	血热之衄血、咯血、吐血、便血；崩漏
杀虫疗癣	疥疮；顽癣
泄热通便	热结便秘

用法用量 煎服，10～15g；鲜品 30～50g，

也可绞汁去渣服用；外用适量。

歌诀 羊蹄苦涩性寒凉，清热杀虫止痒强，
　　　　收敛止血治吐衄，诸腑实热通泻良。

第二节　化瘀止血药

1. 三七

药性 甘、微苦，温。归肝、胃经。

功效特点	主治病证
化瘀止血	各种出血证
活血定痛	跌打损伤，瘀血肿痛

用法用量 多研末吞服，1～1.5g；煎服，3～10g，亦入丸、散。外用适量。

使用注意 孕妇慎用。

歌诀 三七微苦甘性温，化瘀止血正气存，
　　　　活血消肿定伤痛，补虚强壮益劳损。

2. 茜草

药性 苦，寒。归肝经。

功效特点	主治病证
凉血止血	血热夹瘀的各种出血证
活血祛瘀	血瘀经闭；跌打损伤疼痛

用法用量 煎服，10～15g，大剂量可用30g。亦入丸、散。

歌诀 苦寒茜草肝经行，凉血止血擅通经，
　　　　跌打损伤皆可用，尤宜妇科血瘀病。

3. 蒲黄

药性 甘，平。归肝、心包经。

功效特点	主治病证
收涩止血	各种出血证
活血祛瘀	瘀血心腹疼痛；产后瘀痛；痛经
利尿通淋	血淋、热淋尿道涩痛

用法用量 煎服，3～10g，包煎。外用适量。

歌诀 蒲黄性味甘辛平，入血入心入肝经，
　　　　收敛止血化瘀滞，利尿通淋小肠清。

4. 花蕊石

药性 酸、涩，平。归肝经。

功效特点	主治病证
化瘀收敛止血	出血兼瘀滞诸证

用法用量 煎服，10 ~ 15g，包煎。外用适量。

使用注意 孕妇忌用。

歌诀 入肝性平花蕊石，酸涩收敛出血止，
擅化恶血散瘀滞，能下胞胎孕妇忌。

5. 降香

药性 辛，温。归肝、脾经。

功效特点	主治病证
活血祛瘀，止血定痛	瘀血胸胁刺痛；跌打瘀痛；出血兼瘀滞者
辟秽和中止呕	秽浊内阻，呕吐腹痛

用法用量 煎服，3 ~ 6g，宜后下；研末吞服，每次 1 ~ 2g。外用适量。

歌诀 降香化湿且和中，活血兼有止血功，

辛散温通入肝脾，降气止呕擅祛痛。

第三节　收敛止血药

1. 白及

药性　苦、甘、涩，寒。归肺、胃、肝经。

功效特点	主治病证
收敛止血	尤擅肺胃出血证
消肿生肌	疮痈肿毒；手足皲裂；水火烫伤

用法用量　煎服，3～10g；大剂量可用至30g；亦可入丸、散，入散剂，每次用2～5g；研末吞服，每次1.5～3g。外用适量。

使用注意　不宜与乌头类药材同用。

歌诀　白及苦甘药性寒，味涩止血擅收敛，
　　　　　肺胃出血功独具，手足皲裂效在先。

2. 仙鹤草

药性　苦、涩，平。归心、肝经。

功效特点	主治病证
收敛止血	咯血；吐血；衄血；尿血；便血；崩漏
止痢止泻	腹泻；痢疾
截疟解毒	疟疾
杀虫	滴虫性阴道炎
补虚	脱力劳伤

用法用量 煎服，3～10g；大剂量可用至 30～60g。外用适量。

歌诀 仙鹤全草苦涩平，收敛止血泻痢停，
　　　　杀虫又兼截毒疟，补虚强壮益神形。

3. 紫珠

药性 苦、涩，凉。归肝、肺、胃经。

功效特点	主治病证
收敛止血	衄血；咯血；吐血；尿血；便血；崩漏；外伤出血
清热解毒疗疮	水火烫伤；疮疡肿毒

用法用量 煎服，10～15g；研末1.5～3g。外用适量。

歌诀 紫珠味苦涩性凉，清热解毒敛疮疡，

凉血止血截吐衄，煮汁敷疗烧烫伤。

4. 棕榈炭

药性　苦、涩，平。归肝、肺、大肠经。

功效特点	主治病证
收敛止血	衄血；咯血；吐血；血淋；便血

用法用量　煎服，3～10g；研末服1～1.5g。

使用注意　出血兼有瘀滞、湿热下痢初起者慎用。

歌诀　苦涩性平棕榈炭，崩漏吐衄出血敛，瘀滞热痢宜慎用，年久败棕效甚显。

5. 血余炭

药性　苦，平。归肝、胃经。

功效特点	主治病证
止血散瘀	衄血；咯血；吐血；血淋；便血；崩漏
补阴利尿	小便不利

用法用量　煎服，6～10g；研末服1.5～3g。外用适量。

歌诀 血余本是人发炭，精灵之品功效全，
散瘀止血不留瘀，苦降通窍利水泉。

6. 藕节

药性 甘、涩，平。归肝、肺、胃经。

功效特点	主治病证
收敛止血	吐血；咯血；咳血；尿血；便血

用法用量 煎服，10 ~ 15g，大剂量可用至30g；鲜品 30 ~ 60g，捣汁饮用。亦可入丸、散。

歌诀 藕节味甘涩性平，归入肝肺胃三经，
收敛止血散瘀滞，补肾和脉新血生。

7. 棕榈

药性 苦、涩，平。归肝、胃、大肠经。

功效特点	主治病证
收敛止血	吐血；咯血；咳血；尿血；便血
清热解毒	水火烫伤；热毒疮疡
止泻	泄泻；痢疾

用法用量 煎服，花 6 ~ 10g，茎叶 15 ~

30g，根 30 ~ 60g，鲜品加倍。外用适量。

歌诀 槲木味苦涩性平，归属肝胃和大肠，

　　　　清热解毒止泻痢，收敛止血功效强。

第四节　温经止血药

1. 艾叶

药性　辛、苦，温。有小毒。归肝、脾、肾经。

功效特点	主治病证
温经止血	虚寒性出血之崩漏；妊娠下血；衄血；咯血
散寒止痛	下焦虚寒，脘腹冷痛；月经不调；腹痛；宫冷不孕
除湿止痒	湿疹皮肤瘙痒
安胎	胎动不安
用作温灸	

用法用量　煎服，3 ~ 10g。外用适量。温经止血宜炒炭用，余生用。

歌诀　艾叶苦辛为温性，入肝脾肾此三经，

温经散寒祛湿痒，止血安胎擅调经。

2. 炮姜

药性　苦、涩，温。归脾、肝经。

功效特点	主治病证
温经止血	虚寒性出血之吐血；咯血；咳血；尿血；便血
温中止痛	中焦有寒之腹痛、腹泻

用法用量　煎服，3~6g。

歌诀　炮姜散寒专温中，善除脾胃腹冷痛，守而不走温苦涩，温经止血调任冲。

3. 灶心土

药性　辛，温。归脾、胃经。

功效特点	主治病证
温中止血	虚寒性出血之吐血；衄血；便血；崩漏
止呕	中焦虚寒呕吐
止泻	中焦虚寒久泻

用法用量　煎服，15~30g，布包，先煎；

60～120g，煎汤代水。亦可入丸、散。外用适量。

歌诀 灶心土黄性辛温，辨证寒热要先分，
止血止泻止呕吐，伏龙之肝功效神。

第十二章　活血化瘀药

本章歌诀

第一节　活血止痛药

川芎行气去头痛，郁金凉血心胆清；
专治诸痛延胡索，姜黄疗痹温通经；
乳香没药损伤益，五灵脂兼止血功；
除湿行气夏天无，枫香树脂消疮痈。

第二节　活血调经药

丹参安神反藜芦，红花通经暖身腹；
桃仁平喘润肠道，清热利水选益母；
泽兰善通水瘀阻，牛膝降火强筋骨；
补血舒筋鸡血藤，王不留行通下乳；
凌霄凉血破瘀滞，月季花开肝郁疏。

第三节　活血疗伤药

续筋逐瘀土鳖虫，接骨疗伤自然铜；

马钱大毒散乳痈，苏木排脓又通经；

益肾强骨骨碎补，儿茶收湿肺热除；

血竭敛疮生肌肤，消食通经刘寄奴。

第四节　破血消癥药

破血莪术与三棱，逐瘀水蛭带虻虫；

通经下乳穿山甲，斑蝥大毒蚀疮脓。

第一节　活血止痛药

1. 川芎

药性　辛，温。归肝、胆、心包经。

功效特点	主治病证
活血行气	月经不调；经闭；痛经；产后瘀阻腹痛；胸痹心痛；胁肋疼痛；肢体麻木；跌打损伤

功效特点	主治病证
祛风止痛	头痛；风寒湿痹痛

用法用量 煎服，3～9g。

使用注意 阴虚火旺，多汗，热盛及无瘀之出血证和孕妇慎用。

歌诀 川芎辛温助清阳，血中气药功效强，
祛风止痛调月经，治疗头痛一猛将。

2. 延胡索

药性 辛、苦，温。归心、肝、脾经。

功效特点	主治病证
活血行气止痛	气滞血瘀诸痛

用法用量 煎服，3～10g。研粉吞服，每次1～3g。

歌诀 元胡味苦性辛温，辨证归经肝脾心，
活血行气擅止痛，若与醋制功效峻。

3. 郁金

药性 辛、苦，寒。归肝、胆、心经。

功效特点	主治病证
活血行气止痛	血瘀气滞之胁痛；痛经；月经不调；癥瘕积块
凉血止血	吐血；衄血
清心开窍	癫痫神志不清；热病癫狂
利胆退黄	湿热黄疸

用法用量 煎服，5~12g；研末服，2~5g。

使用注意 畏丁香。

歌诀 味苦辛寒有郁金，辨证归经肝胆心，
活血止痛兼止血，利胆退黄开窍神。

4. 姜黄

药性 辛、苦，温。归肝、脾经。

功效特点	主治病证
破血行气，通经止痛	血瘀气滞，胸腹胁痛；经闭痛经；风湿痹痛（尤擅肢臂疼痛）；跌打损伤

用法用量 煎服，3~10g。外用适量。

使用注意 血虚无气滞血瘀者慎用，孕妇忌用。

歌诀 姜黄辛温活血药，破血行气瘀伤消，

横走肢臂除湿痛，经闭跌打有奇效。

5. 乳香

药性 辛、苦，温。归心、肝、脾经。

功效特点	主治病证
活血止痛	血瘀诸痛证
消肿生肌	疮痈肿毒初起或久溃不敛

用法用量 煎服，3～10g，宜炒去油用。外用适量，生用或炒用，研末外敷。

使用注意 胃弱者慎用，孕妇及无瘀滞者忌用。

歌诀 乳香归经心肝脾，善除瘀血效神奇，消肿止痛兼生肌，跌打损伤疮痈离。

6. 没药

药性 辛、苦，平。归心、肝、脾经。

功效特点	主治病证
活血止痛	血瘀诸痛
消肿生肌	疮疡肿痛或久溃不敛

用法用量 煎服，3～10g。外用适量。

使用注意 同乳香。

歌诀 没药辛平有奇功, 散血祛瘀消肿痛,
尤善生肌治疮痈, 配伍乳香效更宏。

7. 五灵脂

药性 苦、咸、甘, 温。归肝经。

功效特点	主治病证
活血止痛	瘀血痛经; 经闭; 产后腹痛; 胸脘痛
化瘀止血	出血而兼瘀滞者

用法用量 煎服, 3~10g, 宜包煎。

使用注意 血虚无瘀及孕妇慎用。"十九畏"认为人参畏五灵脂, 一般不宜同用。

歌诀 五灵脂咸苦温甘, 化瘀止血专入肝,
活血止痛配蒲黄, 蛇伤痈肿均能散。

8. 夏天无

药性 苦、微辛, 温。归肝经。

功效特点	主治病证
祛风除湿	风寒湿痹痛
活血止痛	跌打损伤；半身不遂

用法用量 煎服，5~15g。或研末服，1~3g。亦可制成丸剂使用。

歌诀 天无性温微辛苦，归肝疏经益筋骨，
既善活血又止痛，风湿寒痹皆可除。

9. 枫香脂

药性 辛、微苦，平。归肺、脾经。

功效特点	主治病证
活血止痛	风湿痹痛；跌打损伤
止血	血热出血
解毒生肌	痈疽疮毒；瘰疬；臁疮难愈

用法用量 1.5~3g，宜入丸、散剂。外用适量。

使用注意 孕妇忌服。

歌诀 枫香入血味辛苦，活血止痛消癥肿，
血热吐血疗效佳，解毒生肌恶疮平。

第二节　活血调经药

1. 丹参

药性　苦，微寒。归心、心包、肝经。

功效特点	主治病证
活血祛瘀	月经不调；经闭；产后瘀阻腹痛；心腹疼痛；癥瘕积聚；跌打损伤，瘀血疼痛；热痹关节疼痛
凉血消痈	温病热入营血；疮痈肿毒
清心安神	心悸，失眠，健忘

用法用量　煎服，5～15g。活血化瘀宜酒炙用。

使用注意　反藜芦。孕妇慎用。

歌诀　丹参苦寒归心肝，一味功同四物煎，
　　　　　活血调经消癥瘕，清心养神失眠安。

2. 红花

药性　辛，温。归心、肝经。

功效特点	主治病证
活血通经，祛瘀止痛	瘀血痛经；经闭；产后腹痛；跌打损伤；癥瘕；斑疹

用法用量　煎服，3 ~ 10g。外用适量。

使用注意　孕妇忌用。有出血倾向者慎用。

歌诀　红花归经入心肝，辛散温通瘀证散，
　　　　活血通经退疮痛，消肿止痛消疹斑。

3. 桃仁

药性　苦、甘，平。有小毒。归心、肝、大肠经。

功效特点	主治病证
活血祛瘀调经	瘀血痛经；经闭；产后腹痛；癥瘕；跌打损伤；肺痈；肠痈
润肠通便	肠燥便秘
止咳平喘	咳喘轻证

用法用量　煎服，5 ~ 10g，捣碎用；桃仁霜入汤剂宜包煎。

使用注意　孕妇忌用。便溏者慎用。本品

有毒，不可过量。

歌诀 桃仁性平有小毒，能入血分瘀滞除，
　　　　清热解毒润肺肠，止咳平喘效为辅。

4. 益母草

药性 辛、苦，微寒。归心、肝、膀胱经。

功效特点	主治病证
活血祛瘀调经	瘀血月经不调，经行不畅；跌打损伤
利尿消肿	水肿；小便不利
清热解毒	疮痈肿毒

用法用量 10～30g，煎服；或熬膏，入丸剂。外用适量。

使用注意 无瘀滞及阴虚血少者忌用。

歌诀 益母苦辛性微寒，经带胎产均可煎，
　　　　活血化瘀兼利水，清热解毒疮痈散。

5. 泽兰

药性 苦、辛，微温。归肝、脾经。

功效特点	主治病证
活血祛瘀调经	瘀血经闭；痛经；产后腹痛；跌打伤痛；痈肿疮毒
利水消肿	水肿；小便不利

用法用量 煎服，10～15g。外用适量。

使用注意 血虚及无瘀滞者慎用。

歌诀 泽兰微温归肝脾，活血调经治经闭，祛瘀消痛消水肿，跌打损伤疗效奇。

6. 牛膝

药性 苦、甘、酸，平。归肝、肾经。

功效特点	主治病证
活血祛瘀	瘀血月经不调；痛经；经闭；产后腹痛；跌打损伤
补肝肾，强筋骨	肝肾亏虚之腰膝酸痛日久
利尿通淋	热淋、血淋小便淋沥涩痛
引血、引火下行	吐血；衄血；齿痛；口舌生疮；头痛眩晕

用法用量 煎服，6～15g。活血通经、利水通淋、引火（血）下行宜生用；补肝肾、强筋骨宜酒炙用。

使用注意　本品为动血之品，性专下行，孕妇及月经过多者忌服。中气下陷，脾虚泄泻，下元不固，多梦遗精者慎用。

歌诀　牛膝苦酸性甘平，活血通经瘀血清，

补肾强骨降逆火，通利水道擅下行。

7. 鸡血藤

药性　苦、微甘，温。归肝、肾经。

功效特点	主治病证
活血补血	瘀血兼有血虚的月经不调；痛经；经闭
舒筋活络	风湿痹痛，肢体麻木

用法用量　煎服，10～30g。或浸酒服，或熬膏服。

歌诀　苦温微甘鸡血藤，活血补血经络通，

月经不调腰膝痛，散瘀舒筋新血生。

8. 王不留行

药性　苦，平。归肝、胃经。

功效特点	主治病证
活血通经	瘀血痛经；经闭
下乳	乳汁不下；乳痈肿痛
利尿通淋	淋证尿道涩痛

用法用量 煎服，5~10g。外用适量。

使用注意 孕妇慎用。

歌诀 王不留行苦泄平，通经下乳功效精，
走而不守行瘀滞，利尿通淋善下行。

9. 月季花

药性 甘、淡、微苦，平。归肝经。

功效特点	主治病证
活血调经，消肿解毒	瘀血经闭；月经不调；瘰疬；疮痈

用法用量 煎服，2~5g，不宜久煎。亦可泡服，或研末服。外用适量。

使用注意 用量不宜过大，多服久服可引起腹痛及便溏腹泻。孕妇慎用。

歌诀 月季花美入肝经，疏肝解郁疗肿痛，
升散活血祛瘀滞，瘰疬痈疽服之灵。

10. 凌霄花

药性　辛，微寒。归肝、心包经。

功效特点	主治病证
活血破瘀	瘀血经闭；癥瘕积聚
凉血祛风	血热蕴肤之皮肤瘙痒；湿癣痤疮

用法用量　煎服，3～10g。外用适量。

使用注意　孕妇忌用。

歌诀　凌霄微寒性辛散，凉血祛风治疮癣，
　　　　　祛瘀活血功效著，血瘀腹痛皆可痊。

第三节　活血疗伤药

1. 土鳖虫

药性　咸，寒。有小毒。归肝经。

功效特点	主治病证
破血逐瘀	瘀血产后腹痛；癥瘕痞块
续筋接骨	骨折伤痛

用法用量　煎服，3～10g；研末服，1～

1.5g，黄酒送服。外用适量。

使用注意　孕妇忌服。

歌诀　土鳖咸寒有小毒，破血逐瘀积聚除，
　　　　　通络消肿走肝经，伤科要药续筋骨。

2. 马钱子

药性　苦，寒。有大毒。归肝、脾经。

功效特点	主治病证
解毒消肿散结	痈疽疮毒；跌打伤损肿痛
通络止痛	风湿痹痛，肢体拘挛麻木

用法用量　0.3～0.6g，炮制后入丸、散用。
外用适量。

使用注意　内服不宜生用及多服久服。本
品所含有毒成分能被皮肤吸收，故外用亦
不宜大面积涂敷。孕妇禁用，体虚者忌用。

歌诀　马钱苦寒归肝脾，散结消肿效力奇，
　　　　　通络止痛祛风湿，生品大毒炮制宜。

3. 自然铜

药性　辛，平。归肝经。

功效特点	主治病证
活血止痛，接骨疗伤	跌打骨折肿痛，瘀阻积聚

用法用量 煎服，10～15g。入丸、散，醋淬研末服每次 0.3g。外用适量。

使用注意 不宜久服。凡阴虚火旺、血虚无瘀者慎用。

歌诀 辛平入肝自然铜，活血散瘀祛痛肿，
接骨疗伤续断筋，伤科要药除疼痛。

4. 苏木

药性 甘、咸、辛，平。归心、肝经。

功效特点	主治病证
活血通经，祛瘀止痛	瘀血经闭、痛经；产后腹痛；跌打损伤痛

用法用量 煎服，3～10g。外用适量。

使用注意 月经过多者和孕妇忌用。

歌诀 苏木辛甘咸性平，活血主入心肝经，
祛瘀通经擅疗伤，外伤经闭痛肿灵。

5. 骨碎补

药性 苦，温。归肝、肾经。

功效特点	主治病证
补肾强骨	肾虚腰痛；齿痛；耳聋耳鸣
续筋接骨止痛	跌打闪挫，筋骨折伤肿痛

用法用量 煎服，10~15g。外用适量。

使用注意 阴虚火旺、血虚风燥者慎用。

歌诀 性温味苦骨碎补，功擅补肾强筋骨，
活血疗伤兼止痛，常与牛膝相配伍。

6. 血竭

药性 甘、咸，平。归肝经。

功效特点	主治病证
外用止血生肌敛疮	外伤出血；溃疡不敛
内服活血化瘀止痛	瘀血胸腹疼痛；跌打肿痛；经闭，痛经

用法用量 多入丸、散，研末服，每次 1~2g。外用适量。

使用注意 无瘀血者不宜用，孕妇及妇女

月经期忌用。

歌诀　血竭性平味甘咸，树脂凝结打碎研，

　　　　活血化瘀又止痛，止血生肌善收敛。

7. 儿茶

药性　苦、涩，凉。归心、肺经。

功效特点	主治病证
活血疗伤	跌打伤痛
收湿敛疮生肌	湿疮流水；溃疡不敛；痔疮
凉血止血	血热之多种出血证
清热化痰止咳	肺热咳嗽

用法用量　内服 1～3g，多入丸、散；入煎剂可适当加量，宜布包。

歌诀　儿茶性味苦涩凉，善能活血疗瘀伤，

　　　　清肺化痰除痰涎，止血生肌又敛疮。

8. 刘寄奴

药性　苦，温。归心、肝、脾经。

功效特点	主治病证
破血通经	瘀血经闭；产后瘀阻腹痛；癥瘕积聚
散瘀止痛	跌打损伤肿痛
消食化积	食积腹痛

用法用量　煎服，3~10g。外用适量。

使用注意　孕妇慎用。

歌诀　性苦温散刘寄奴，破血通经妇人服，
　　　　散瘀止痛消食积，疗伤止血可外敷。

第四节　破血消癥药

1. 莪术

药性　辛、苦，温。归肝、脾经。

功效特点	主治病证
破血行气	瘀血经闭腹痛；癥瘕积聚
消积止痛	脘腹气滞，胀满疼痛

用法用量　煎服，3~15g。外用适量。

使用注意　孕妇及月经过多者忌用。

歌诀 莪术辛温归肝脾，破血散瘀除经闭，
癥瘕积聚皆可逐，行气止痛消食积。

2. 三棱

药性 辛、苦，平。归肝、脾经。

功效特点	主治病证
破血行气	瘀血经闭腹痛；癥瘕积聚
消积止痛	食积胀痛

用法用量 煎服，3~10g。

使用注意 孕妇及月经过多者忌用。

歌诀 血脉不通三棱调，破血行气疗效好，
辛苦性平归肝脾，消积止痛醋制妙。

3. 水蛭

药性 咸、苦，平。有小毒。归肝经。

功效特点	主治病证
破血逐瘀	瘀血经闭；癥瘕积聚；跌打伤痛

用法用量 煎服，1.5~3g；研末服，
0.3~0.5g。

使用注意 孕妇及月经过多者忌用。

歌诀 水蛭有毒苦咸平，逐瘀消癥走肝经，
善除跌打心腹痛，破血通经利水行。

4. 虻虫

药性 苦，微寒。有小毒。归肝经。

功效特点	主治病证
破血逐瘀	瘀血经闭；癥瘕积聚；跌打肿痛

用法用量 煎服，1~1.5g；研末服，0.3g。
使用注意 孕妇及体虚无瘀、腹泻者忌用。
歌诀 虻虫有毒性苦寒，破血逐瘀独入肝，
瘀滞肿痛跌打伤，散积消癥功效棒。

5. 斑蝥

药性 辛，热。有大毒。归肝、肾、胃经。

功效特点	主治病证
外用攻毒蚀疮	痈疽；顽癣；瘰疬
内服破血散结	瘀血经闭；癥瘕

用法用量 内服多入丸散，0.03~0.06g。
外用适量，研末敷贴，或酒、醋浸涂，或
作发泡用。

使用注意 本品有大毒，内服宜慎，体弱忌用，孕妇禁用。外用对皮肤、黏膜有很强的刺激作用，不宜久敷和大面积使用。

歌诀 斑蝥辛热有大毒，破血逐瘀癥瘕除，
　　　　归经肝肾与胃经，攻毒蚀疮痛疽无。

6. 穿山甲

药性 咸，微寒。归肝、胃经。

功效特点	主治病证
活血消癥	血瘀经闭；癥瘕；风湿痹痛
通经下乳	产后乳汁不下
消肿排脓	痈肿初起或脓成未溃

用法用量 煎服，3～10g。研末吞服，每次1～1.5g。

使用注意 孕妇慎用。痈肿已溃者忌用。

歌诀 山甲咸寒归胃肝，活血消癥善走窜，
　　　　通经下乳一要药，消肿排脓疮毒散。

第十三章　化痰止咳平喘药

本章歌诀

第一节　温化寒痰药

半夏和胃乌头反，止痉散结天南星；
解毒定痛禹白附，白芥利气经络通；
降逆止呕旋覆花，皂荚开窍杀害虫；
白前宽膈降肺气，猫爪消肿散结疗。

第二节　清化热痰药

清热散结双贝母，瓜蒌宽胸通肠阻；
清心定惊天竺黄，除烦止呕翠竹茹；
竹沥豁痰利清窍，降气散热用前胡；
桔梗利咽排痈脓，软坚海藻与昆布；
开音润肺胖大海，黄药消瘿能解毒；

敛疮制酸海蛤壳，利尿通淋唤海浮；
化瘀止痛瓦楞子，礞石重坠惊痫除。

第三节　止咳平喘药

止咳润肠苦杏仁，苏子降气虚者慎；
百部灭虱杀虫癣，紫菀款冬辛温润；
降逆止呕枇杷叶，马铃疗痔毒害肾；
止痉麻醉洋金花，白果收涩补督任；
利咽通便罗汉果，葶苈白皮泻水蕴；
胡颓子叶解肿毒，矮茶满山有华参。

第一节　温化寒痰药

1. 半夏

药性　辛，温。有毒。归脾、胃、肺经。

功效特点	主治病证
燥湿化痰	湿痰，痰饮眩晕
降逆止呕	寒饮呕吐；胃虚呕吐；妊娠呕吐

功效特点	主治病证
消痞散结	心下痞满；梅核气；瘿瘤痰核；痈疽肿毒

用法用量　煎服，3～10g，一般宜制过用。炮制品中有姜半夏、法半夏等，其中姜半夏长于降逆止呕，法半夏长于燥湿且温性较弱，半夏曲则有化痰消食之功，竹沥半夏能清化热痰，主治热痰、风痰之证。外用适量。

使用注意　反乌头。阴虚燥咳、血证、热痰、燥痰应慎用。

歌诀　半夏化痰主入肺，降逆止呕归脾胃，
　　　　辛温有毒消痞结，亦可外用肿痛退。

2. 天南星

药性　苦、辛，温。有毒。归肺、肝、脾经。

功效特点	主治病证
燥湿化痰	痰湿壅滞，咳嗽胸闷
息风止痉	风痰眩晕；中风痰壅；癫痫；破伤风
散结止痛	痈疽痰核；跌打损伤

用法用量 煎服，3~10g，多制用。外用适量。

使用注意 阴虚燥痰及孕妇忌用。

歌诀 苦辛温毒天南星，归肺入肝与脾经，
散结消肿多外用，燥湿化痰定风痉。

3. 禹白附

药性 辛、甘，温。有毒。归胃、肝经。

功效特点	主治病证
燥湿化痰	痰涎壅盛，口眼㖞斜
祛风止痉	破伤风；偏正头痛
解毒散结	瘰疬痰核；毒蛇咬伤；痈肿疮毒

用法用量 煎服，3~5克；研末服0.5~1g。外用适量。

使用注意 阴虚血虚动风或热盛动风者、

孕妇均不宜用。

歌诀　定惊止痛禹白附，善祛风痰疗蛇毒，
　　　　瘰疬痰核痛肿散，孕妇妊娠不宜服。

4. 白芥子

药性　辛，温。归肺、胃经。

功效特点	主治病证
温肺祛痰利气	寒痰喘咳；痰饮气逆
散结通络止痛	痰湿阻滞经络；阴疽流注；瘰疬痰核

用法用量　煎服，3～6g。外用适量，研末调敷，或作发泡用。

使用注意　久咳肺虚及阴虚火旺者忌用。用量不宜过大。

歌诀　白芥平喘效力著，温肺豁痰利气舒，
　　　　散结通络消肿痛，久咳火旺须禁服。

5. 皂荚

药性　辛、咸，温。有小毒。归肺、大肠经。

功效特点	主治病证
温肺祛痰	胸中痰盛
开窍醒神	中风关窍紧闭；癫痫痰盛、口噤不开
散结消肿	痈疽疮肿；瘰疬痰核

用法用量 研末服，1~1.5g；亦可入汤剂，1.5~5g。外用适量。

使用注意 孕妇、气虚阴亏及有出血倾向者忌用。

歌诀 皂荚辛咸肺大肠，通窍开闭祛痰浆，

散结消肿宜外用，祛风杀虫可止痒。

6. 旋覆花

药性 苦、辛、咸，微温。归肺、胃经。

功效特点	主治病证
消痰行水	痰涎壅肺；痰饮蓄结
降气止呕	呕吐噫气，胃脘痞满

用法用量 煎服，3~10g；布包。

使用注意 阴虚劳嗽、津伤燥咳者忌用。

歌诀 旋覆降气止呕吐，化痰行水味微苦，

用量适宜需包煎，常与赭石相配伍。

7. 白前

药性 辛、苦，微温。归肺经。

功效特点	主治病证
降气祛痰，止咳平喘	肺气壅实、咳嗽痰多

用法用量 煎服，3～10g；或入丸、散。

歌诀 白前微温味苦辛，降气化痰归肺经，
主治痰咳平喘逆，寒热虚实效果均。

8. 猫爪草

药性 甘、辛，微温。归肝、肺经。

功效特点	主治病证
解毒，化痰散结	瘰疬痰核；疔疮；疟疾；偏头痛；牙痛

用法用量 煎汤，9～15g。外用适量。

歌诀 甘辛微温猫爪草，解毒化痰肿结消，
归经肝肺治瘰疬，痰核疔疮蛇虫咬。

第二节　清化热痰药

1. 川贝母

药性　苦、甘，微寒。归肺、心经。

功效特点	主治病证
清热化痰，润肺止咳	肺虚久咳；阴虚劳嗽；燥热咳嗽；痰热咳嗽
散结消肿	肺痈；瘰疬；痈肿；乳痈

用法用量　煎服，3～10g；研末服 1～2g。

使用注意　反乌头。脾胃虚寒及有湿痰者不宜用。

歌诀　川贝苦甘性微寒，归经心肺可化痰，清热润肺止燥咳，消痈消肿郁结散。

2. 浙贝母

药性　苦，寒。归肺、心经。

功效特点	主治病证
清热化痰	风热咳嗽；痰热咳嗽
散结消肿	瘰疬瘿瘤；疮痈肿毒

用法用量 煎服，3~10g。

使用注意 同川贝母。

歌诀 清热散结有浙贝，化痰消痈归心肺，
药性苦寒偏于泄，风热痰热痈毒退。

3. 瓜蒌

药性 甘、微苦，寒。归肺、胃、大肠经。

功效特点	主治病证
清肺化痰	肺热咳嗽
利气宽胸	胸痹证，结胸证
散结消肿	乳痈；肠痈；肺痈；痈疽肿毒
润肠通便	肠燥便秘

用法用量 煎服，全瓜蒌 10~20g，瓜蒌皮 6~12g，瓜蒌仁 10~15g。

使用注意 脾虚便溏者及寒痰、湿痰证忌用。反乌头。

歌诀 瓜蒌味甘微苦寒，清肺化痰止咳喘，

利气宽胸散肿结，润燥滑肠乌头反。

4. 竹茹

药性 甘，微寒。归肺、胃经。

功效特点	主治病证
清热化痰	肺热咳嗽；胆火夹痰，心烦不寐
除烦止呕	胃热呕吐；妊娠呕恶

用法用量 煎服，6～10g。生用清化痰热，姜汁炙用止呕。

歌诀 甘寒质润俏竹茹，清热降逆止呕吐，
化痰定喘平咳逆，阳明营血火热除。

5. 竹沥

药性 甘，寒。归心、肺、肝经。

功效特点	主治病证
清热化痰定惊	顽痰；中风痰迷；痰热惊痫

用法用量 内服30～50g，冲服。

使用注意 寒痰及便溏者忌用。

歌诀 痰家圣药竹沥膏，豁痰定惊开心窍，
甘寒滑利寒者慎，泄热涤化顽痰消。

6. 天竺黄

药性 甘，寒。归心、肝经。

功效特点	主治病证
清热化痰，清心定惊	中风痰壅；神昏癫痫；小儿痰热惊风

用法用量 煎服，3~6g；研粉冲服，每次0.6~1g。

歌诀 味甘微寒天竺黄，风热痰饮用之良，
定惊除痰清心窍，疗疮止血养五脏。

7. 前胡

药性 苦、辛，微寒。归肺经。

功效特点	主治病证
降气祛痰	痰浊壅肺之气逆喘咳
宣散风热	外感风热，咳嗽痰多

用法用量 煎服，6~10g；或入丸、散。

歌诀 前胡苦辛性微寒，入肺降气善化痰，
温痰寒痰均可治，疏散风热治外感。

8. 桔梗

药性　苦、辛，平。归肺经。

功效特点	主治病证
宣肺祛痰利咽	咳嗽痰多；咽痛音哑；喉痹肿痛
排脓	肺痈胸痛吐脓

用法用量　煎服，3 ~ 10g；或入丸、散。

使用注意　凡气机上逆，呕吐、呛咳、眩晕、咳血等不宜用。

歌诀　桔梗宣散祛痰涎，入肺排脓又利咽，
　　　　气逆溃疡当慎用，苦辛偏平性升散。

9. 胖大海

药性　甘，寒。归肺、大肠经。

功效特点	主治病证
清肺利咽	咽喉肿痛；咳嗽；肺热音哑
润肠通便	热结肠燥便秘

用法用量　2 ~ 4 枚，沸水泡服或煎服。

歌诀　甘寒质润胖大海，入肺化痰利咽开，

兼入大肠润燥便，清热泻下火热败。

10. 海藻

药性 咸，寒。归肝、肾经。

功效特点	主治病证
消痰软坚	瘿瘤；瘰疬痰核
利水消肿	脚气浮肿；水肿小便不利

用法用量 煎服，10～15g。

使用注意 反甘草。

歌诀 海藻咸寒归肾肝，化痰散结能软坚，
擅消瘿瘤除瘰疬，利水退肿甘草反。

11. 昆布

药性 咸，寒。归肝、肾经。

功效特点	主治病证
消痰软坚	瘿瘤；瘰疬痰核
利水退肿	脚气浮肿；水肿小便不利

用法用量 煎服，6～12g。

歌诀 昆布效著入肾肝，利水消肿并软坚，
消痰散结破疝气，瘿瘤瘘疮皆能歼。

12. 黄药子

药性 苦，寒。有毒。归肺、肝经。

功效特点	主治病证
化痰消瘿	瘿瘤；瘰疬痰核
清热解毒	热毒炽盛之疮痈肿毒；咽喉肿痛
凉血止血	血热之吐血、衄血、咯血

用法用量 煎服，5~15g；研末服，1~2g。

使用注意 本品有毒，不宜过量。

歌诀 黄药苦寒归肺肝，化痰散结软瘿坚，
清热解毒兼止血，疮痈肿痛蛇伤瘥。

13. 海蛤壳

药性 咸，寒。归肺、胃经。

功效特点	主治病证
清肺化痰	肺热咳喘；痰火郁结
软坚散结	瘰疬痰核；瘿瘤
制酸止痛	胃痛泛酸

用法用量 煎服，10~15g；蛤粉宜包煎。

歌诀 蛤壳咸寒归肺胃，清肺化痰功效倍，

软坚散结止酸痛，痰核瘿瘤水肿退。

14. 海浮石

药性　咸，寒。归肺、肾经。

功效特点	主治病证
清肺化痰	痰热壅肺；肺热咳喘
软坚散结	瘰疬痰核
利尿通淋	血淋、石淋尿道涩痛

用法用量　煎服，10～15g。打碎先煎。
歌诀　浮石咸寒归肺肾，清热化痰肺火清，
　　　　软坚散结消瘿瘤，血淋石淋服之灵。

15. 瓦楞子

药性　咸，平。归肺、胃、肝经。

功效特点	主治病证
消痰化瘿，软坚散结	瘰疬痰核；瘿瘤；癥瘕痞块
煅用制酸止痛	胃痛吐酸

用法用量　煎服，10～15g，宜打碎先煎。
生用消痰散结；煅用制酸止痛。

歌诀 瓦楞咸平肺胃肝，消痰软坚癥结散，
 痹痛瘿瘤癥瘕消，肝胃不和制胃酸。

16. 礞石

药性 咸，平。归肺、肝经。

功效特点	主治病证
下气消痰	顽痰胶结，喘咳不止
平肝镇惊	肝热、痰热惊风抽搐

用法用量 煎服，6～10g，宜打碎布包先
煎。入丸、散1.5～3g。

使用注意 本品重坠性猛，非痰热内结不
化之实证不宜使用。

歌诀 礞石味咸性偏平，坠痰下气归肺经，
 善治咳喘因痰阻，平肝潜阳镇癫惊。

第三节 止咳平喘药

1. 苦杏仁

药性 苦，微温。有小毒。归肺、大肠经。

功效特点	主治病证
降气止咳平喘	气逆咳喘
润肠通便	肠燥便秘

用法用量 煎服，3～10g，宜打碎入煎，或入丸、散。

使用注意 阴虚咳喘及大便溏泄者忌用。用量不宜过大。

歌诀 微温小毒苦杏仁，入肺止咳平喘神，风寒热燥咳喘止，又入大肠润燥粪。

2. 紫苏子

药性 辛，温。归肺、大肠经。

功效特点	主治病证
降气消痰平喘	痰壅气逆喘咳
润肠通便	肠燥便秘

用法用量　煎服，5～10g；煮粥食或入丸、散。

使用注意　阴虚喘咳及脾虚便溏者慎用。

歌诀　苏子降气化痰涎，辛温入肺治喘满，
　　　　　功似杏仁润肠燥，煎服煮粥入丸散。

3. 百部

药性　甘、苦，微温。归肺经。

功效特点	主治病证
润肺止咳	新久咳嗽；百日咳
灭虱杀虫	蛲虫病；头虱、体虱

用法用量　煎服，5～15g。久咳虚嗽宜蜜炙用。外用适量。

歌诀　甘苦微温属百部，润肺止咳配贝母，
　　　　　新久咳嗽皆适宜，杀虫灭虱疗效著。

4. 紫菀

药性 苦、辛、甘，微温。归肺经。

功效特点	主治病证
化痰止咳平喘	咳喘诸证

用法用量 煎服，5～10g。外感暴咳生用，肺虚久咳蜜炙用。

歌诀 紫菀味苦辛甘温，润肺化痰止咳音，
肺虚久咳蜜炙用，开宣肺气功效神。

5. 款冬花

药性 辛、微苦，温。归肺经。

功效特点	主治病证
润肺下气，止咳化痰	咳嗽喘逆诸证

用法用量 煎服，5～10g。外感暴咳宜生用，内伤久咳宜炙用。

歌诀 腊月一枝款冬花，润肺下气效果佳，
若遇虚弱参芪配，镇咳化痰止复发。

6. 马兜铃

药性 苦、微辛，寒。归肺、大肠经。

功效特点	主治病证
清肺化痰，止咳平喘	肺热咳嗽；肺虚干嗽
清肠疗痔	肠热痔疮，肿痛出血

用法用量 煎服，3～10g。一般生用，肺虚久咳炙用。外用适量。

使用注意 用量不宜过大，以免引起呕吐。

歌诀 马兜铃属肺肠经，清肺化痰咳喘平，
清肠消痔除积热，清热平肝降压灵。

7. 枇杷叶

药性 苦，微寒。归肺、胃经。

功效特点	主治病证
化痰止咳	肺热咳嗽气喘
和胃降逆	胃热呕哕

用法用量 煎服，5～10g，止咳宜炙用，止呕宜生用。

歌诀 枇杷叶苦性微寒，清肺降逆除热痰，

炙用止咳生止呕，经归肺胃二者兼。

8. 桑白皮

药性 甘，寒。归肺经。

功效特点	主治病证
泻肺平喘	肺热咳喘
利尿消肿	面目浮肿；阳实水肿证

用法用量 煎服，5～15g。泻肺利水、平肝清火宜生用，肺虚咳嗽宜蜜炙用。

歌诀 味甘性寒桑白皮，利水消肿人称奇，
　　　　泻肺平喘归肺经，若肺虚寒不相宜。

9. 葶苈子

药性 苦、辛，大寒。归肺、膀胱经。

功效特点	主治病证
泻肺平喘	痰涎壅肺咳喘
利水消肿	胸腹积水肿满

用法用量 煎服，5～10g；研末服，3～6g。

歌诀 葶苈苦辛能降散，归经肺膀性大寒，
　　　　肺寒脾虚忌服用，利水消肿平咳喘。

10. 白果

药性　甘、苦、涩，平。有毒。归肺经。

功效特点	主治病证
敛肺平喘	哮喘痰嗽；肺热痰喘；肺虚咳喘
止带固精缩尿	湿热或脾虚带下白浊；遗精；遗尿尿频

用法用量　煎服，5~10g，捣碎。

使用注意　本品有毒，不可多用，小儿尤当注意。

歌诀　白果甘苦性平涩，敛肺定喘止痰咳，
　　　　　归经入肺有毒性，止带缩尿善固摄。

11. 矮地茶

药性　苦、辛，平。归肺、肝经。

功效特点	主治病证
止咳平喘	痰热咳嗽；寒痰咳嗽；肺痿喘喘
利水渗湿	湿热黄疸；水肿小便不利
活血化瘀	跌打损伤；风湿痹痛；经闭

用法用量　煎服，10~30g。

歌诀 性苦辛平矮地茶，止咳平喘疗效佳，
活血化瘀通经络，利湿退黄功可夸。

12. 洋金花

药性 辛，温。有毒。归肺、肝经。

功效特点	主治病证
止咳平喘	哮喘证；寒痰喘咳
麻醉镇痛	风寒湿痹；骨折损伤疼痛；其他各种疼痛
息风止痉	肝热癫痫；惊风抽搐

用法用量 内服，0.2~0.6g，宜入丸、散剂；外用适量。

使用注意 本品有毒，孕妇、体弱者慎用。

歌诀 辛温有毒洋金花，止咳平喘用之佳，
麻醉镇痛止痉癫，惊风抽搐莫须怕。

13. 华山参

药性 甘、微苦，温。有毒。归肺经。

功效特点	主治病证
温肺平喘止咳	寒痰咳喘

用法用量 煎服，0.1～0.2g。或制成喷雾剂吸入，也可制成片剂。

使用注意 不宜多服、久服。青光眼患者禁用。孕妇慎用。

歌诀 微苦甘温华山参，有毒服用须谨慎，
温肺祛痰平喘咳，补虚温中又安神。

14. 罗汉果

药性 甘，凉。归肺、大肠经。

功效特点	主治病证
润肺止咳利咽	肺燥咳喘；百日咳；咽痛
润肠通便	肠燥便秘

用法用量 煎服，10～30g；或开水泡服。

歌诀 甘凉质润罗汉果，清热润肺祛邪火，
润肠通便蜂蜜调，生津止渴用之妥。

15. 满山红

药性 苦，寒。归肺经。

功效特点	主治病证
止咳祛痰平喘	咳嗽痰多气喘

用法用量　煎服，6～15g。

歌诀　山红归肺性苦寒，祛痰止咳又平喘，
　　　　有毒无毒须细鉴，痈肿疔毒均可铲。

16. 胡颓子叶

药性　酸，微温。归肺经。

功效特点	主治病证
止咳平喘	肺虚咳嗽、气喘
止血	咳血；吐血；外伤出血
解毒	痈疽；痔疮

用法用量　煎汤，9～15g；或研末。外用
适量。

歌诀　胡颓子叶温且酸，温肺敛肺平咳喘，
　　　　解毒消肿治痈疽，收敛止血疗痔癣。

第十四章　安神药

本章歌诀

朱砂镇心热毒清，磁石潜阳利聪明；
龙骨平肝收涩固，琥珀活血五淋通；
敛汗生津酸枣仁，虚烦怔忡柏子平；
灵芝补气止咳喘，祛风通络首乌藤；
活血缬草合欢皮，远志开窍散肿痈。

第一节　重镇安神药

1. 朱砂

药性　甘，微寒。有毒。归心经。

功效特点	主治病证
镇心安神	心火亢盛；惊悸失眠；惊风抽搐
清热解毒	热毒疮疡；咽喉肿痛；口舌生疮

用法用量 内服，只宜入丸、散服，每次 0.1 ~ 0.5g。外用适量。

使用注意 本品有毒，孕妇及肝功能不全者禁服。

歌诀 朱砂有毒味甘寒，清热镇惊神志安，心火亢盛为主治，咽肿口疮亦可歼。

2. 磁石

药性 咸，寒。归心、肝、肾经。

功效特点	主治病证
重镇安神	惊悸失眠；癫痫；小儿惊风
平肝潜阳	阴虚阳亢之头晕等证
聪耳明目	肝肾不足之耳鸣、耳聋、目视昏花
纳气平喘	肾虚喘息

用法用量 煎服，15 ~ 30g；宜打碎先煎。入丸、散，每次 1 ~ 3g。

使用注意 因吞服后不易消化，如入丸、散，不可多服，脾胃虚弱者慎用。

歌诀　磁石安神一猛将，镇惊聪耳明目良，
　　　　善治失眠与癫痫，纳气平喘功效强。

3. 龙骨

药性　甘、涩，平。归心、肝、肾经。

功效特点	主治病证
镇心安神	神志不安；惊痫；癫狂
平肝潜阳	肝阴不足，肝阳上亢眩晕
收敛固涩	遗精、虚汗、久泻、久痢、吐血、便血等滑脱证

用法用量　煎服，15～30g；宜先煎。镇静安神、平肝潜阳多生用，收敛固涩宜煅用。

使用注意　湿热积滞者不宜使用。

歌诀　镇惊安神平肝阳，收敛固涩功效强，
　　　　龙骨每与牡蛎配，外用收湿疗疮疡。

4. 琥珀

药性　甘，平。归心、肝、膀胱经。

功效特点	主治病证
安神定惊	惊风；癫痫；惊悸失眠，健忘
活血化瘀	瘀血经闭；外伤瘀痛；癥瘕疼痛
利尿通淋	血淋；热淋；石淋尿道涩痛

用法用量 研末冲服，或入丸、散，每次 1.5～3g。忌火煅。

歌诀 琥珀归经心肝膀，甘平镇惊安神良，
利尿通淋治癃闭，活血散瘀疗外伤。

第二节 养心安神药

1. 酸枣仁

药性 甘、酸，平。归心、肝、胆经。

功效特点	主治病证
养心安神	心肾不交之心烦失眠
敛汗生津	体虚自汗，盗汗，口渴

用法用量 煎服，9～15g。研末吞服，每次 1.5～2g。

歌诀 养心益肝酸枣仁，甘酸性平可安神，

自汗盗汗皆收敛，入心肝胆效堪珍。

2. 柏子仁

药性 甘，平。归心、肾、大肠经。

功效特点	主治病证
养心安神	心血亏虚之惊悸怔忡
润肠通便	肠燥便秘

用法用量 煎服，10～20g。大便溏者宜用柏子仁霜代替柏子仁。

使用注意 便溏及多痰者慎用。

歌诀 药性甘平柏子仁，养心定悸能安神，
润肠通便走大肠，滋补阴液归经肾。

3. 灵芝

药性 甘，平。归心、肺、肝、肾经。

功效特点	主治病证
养心安神	心肾不交之心神不安多梦
止咳平喘	肺肾两虚之咳嗽哮喘，痰饮
补气养血	气血不足证

用法用量 煎服，6～12g；研末吞服

1.5~3g。

歌诀 灵芝甘平归心肺，补虚安神精神沛，
平喘祛痰止咳嗽，益气养血疗效倍。

4. 缬草

药性 辛、甘，温。归心、肝经。

功效特点	主治病证
养心安神	心神不宁；心悸怔忡；神志失常
活血止痛	血瘀经闭；痛经；跌打损伤疼痛

用法用量 煎服，3~6g。外用适量。

歌诀 缬草辛苦入心肝，宁心缓急助神安，
活血祛风止痹痛，跌打损伤疗效显。

5. 首乌藤

药性 甘，平。归心、肝经。

功效特点	主治病证
养血安神	心神不宁，失眠多梦
祛风通络止痛	风疹皮肤瘙痒；疥癣；风湿痹痛

用法用量 煎服，9~15g。

歌诀 首乌藤平走全身，补血养阴宁心神，

通络祛风归心肝，功兼止痒疗皮疹。

6. 合欢皮

药性　甘，平。归心、肝、肺经。

功效特点	主治病证
安神解郁	虚烦失眠；忧郁情志不遂
活血消痈	跌打损伤，瘀血肿痛；痈疽疮肿

用法用量　煎服，6～12g。外用适量。

使用注意　孕妇慎用。

歌诀　合欢之皮平味甘，疏肝解郁心神安，
　　　　　活血消肿兼止痛，亦能解毒入心肝。

7. 远志

药性　苦、辛，温。归心、肾、肺经。

功效特点	主治病证
宁心安神	心肾不交之失眠多梦，心悸怔忡
祛痰开窍	痰阻心窍神昏；惊痫抽搐；寒痰咳嗽
消散痈肿	痈疽肿毒；乳房肿胀疼痛

用法用量　煎服，3～9g。外用适量。化痰

止咳宜炙用。

使用注意 凡实热或痰火内盛者，以及有胃溃疡或胃炎者慎用。

歌诀 远志功在心肾交，安神益智开官窍，
温燥入肺祛痰咳，辛行苦泄痈肿消。

第十五章　平肝息风药

本章歌诀

制酸明目石决明，珍珠牡蛎安悸惊；
赭石止血降逆气，珠母紫贝使目明；
清热利尿罗布麻，铁落去怯主热风；
解毒息风羚羊角，牛黄开窍凉却痉；
钩藤天麻平肝阳，通络平喘唤地龙；
僵蚕化痰散坚结，攻毒全蝎与蜈蚣；
刺蒺藜毒止瘙痒，不使风热翳遮睛。

第一节　平抑肝阳药

1. 石决明

药性　咸，寒。归肝经。

功效特点	主治病证
平肝潜阳	阴虚阳亢，肝阳上亢之眩晕
清肝明目	肝火上炎，头痛目赤；肝阴不足，视物昏花

用法用量　煎服，3～15g；应打碎先煎。

使用注意　脾胃虚寒、食少便溏者慎用。

歌诀　平肝潜阳石决明，咸寒清热入肝经，
　　　　明目退翳抑邪火，凉肝镇肝此药灵。

2. 珍珠母

药性　咸，寒。归肝、心经。

功效特点	主治病证
平肝潜阳	肝阳上亢眩晕；癫狂惊痫
镇惊安神	惊悸失眠，心神不宁
清肝明目	肝虚目暗；肝热目赤翳障证

用法用量　煎服，10～25g；宜打碎先煎。
或入丸、散剂。外用适量。

使用注意　脾胃虚寒者、孕妇慎用。

歌诀　咸寒入肝珍珠母，潜阳亦疗阴不足，
　　　　安神定惊配伍用，清热养肝可明目。

3. 牡蛎

药性　咸，微寒。归肝、胆、肾经。

功效特点	主治病证
平肝潜阳	肝阳上亢之头晕目眩
重镇安神	心悸，失眠，怔忡
软坚散结	瘰疬痰核；瘿瘤
收敛固涩	自汗、盗汗、遗精、尿频等滑脱证

用法用量　煎服，9～30g；宜打碎先煎。收敛固涩宜煅用。外用适量。

歌诀　牡蛎微寒药性咸，煅用治脱擅收敛，
　　　　重镇安神平肝阳，补阴散结又软坚。

4. 紫贝齿

药性　咸，平。归肝经。

功效特点	主治病证
镇惊安神，平肝潜阳	小儿惊风抽搐；阴虚阳亢；惊悸失眠
清肝明目	肝热目赤肿痛，肝阴虚视物昏花

用法用量 煎服，10～15g；宜打碎先煎，或研末入丸、散剂。

使用注意 脾胃虚弱者慎用。

歌诀 紫贝归肝性咸平，明目退翳肝热清，
潜阳要药治眩晕，质重安神可镇惊。

5. 代赭石

药性 苦，寒。归肝、心经。

功效特点	主治病证
平肝潜阳	肝阳上亢，眩晕耳鸣
降逆平喘	胃逆呕吐；气逆喘息
凉血止血	血热妄行之出血证

用法用量 煎服，10～30g；宜打碎先煎。降逆、平肝宜生用，止血宜煅用。

使用注意 孕妇慎用。

歌诀 赭石苦寒归心肝，平肝潜阳治晕眩，
凉血止血疗吐衄，重镇降逆祛呕喘。

6. 刺蒺藜

药性 辛、苦，微温。有小毒。归肝经。

功效特点	主治病证
平肝潜阳	肝阳上亢眩晕
疏肝解郁	肝郁气滞之胁肋胀痛
祛风明目	风热目赤肿痛；风热头痛
祛风止痒	风疹、湿疹瘙痒

用法用量 煎服，6～9g；或入丸、散剂。外用适量。

使用注意 孕妇慎用。

歌诀 辛苦微温刺蒺藜，疏肝解郁肝阳抑，
　　　　归经入肝有小毒，祛风明目效力奇。

7. 罗布麻

药性 甘、苦，凉。归肝经。

功效特点	主治病证
清热平肝潜阳	肝热头晕目眩，烦躁失眠
强心利尿退肿	水肿；小便不利

用法用量 煎服或开水泡服，3～15g。

使用注意 不宜过量或长期服用，以免中毒。

歌诀 罗布麻衣甘苦凉，功擅清热平肝阳，

强心利尿除水肿，小毒不宜服过量。

8. 生铁落

药性 辛，凉。归肝、心经。

功效特点	主治病证
平肝潜阳镇惊	肝阳上亢、肝火上炎之癫狂，痰热发狂，失眠怔忡

用法用量 煎服，30~60g；或入丸、散用。外用适量。

使用注意 肝虚及中气虚寒者忌服。

歌诀 铁落辛凉质重降，平肝镇惊归心肝，
除火祛痰治狂证，肝气虚弱不宜尝。

第二节 息风止痉药

1. 羚羊角

药性 咸，寒。归肝、心经。

功效特点	主治病证
息风止痉	惊风抽搐；癫痫；肝热炽盛之肝风内动
平肝潜阳	肝阳上亢眩晕
清肝明目	肝火上炎，羞明多泪
清热解毒	温热病抽搐；高热神昏；热毒斑疹

用法用量 煎服，1～3g；宜单煎2小时以上。研粉服，每次0.3～0.6g。

使用注意 本品性寒，脾虚慢惊者忌用。

歌诀 羚角息风性咸寒，清肝明目归心肝，
　　　磨汁研粉巧调服，清热解毒宜单煎。

2. 牛黄

药性 甘，凉。归心、肝经。

功效特点	主治病证
清热解毒	咽喉肿痛；口舌生疮；痈疽疮毒
息风止痉	小儿惊风；肝热惊厥抽搐；癫痫
化痰开窍	痰迷清窍昏迷

用法用量 入丸、散剂，每次0.15～0.35g。外用适量。

使用注意 非实热证不宜用，孕妇慎用。

歌诀 化痰开窍牛黄丸，凉肝息风归心肝，
　　　　清热解毒平高热，疗毒瘰疬亦可歼。

3. 珍珠

药性 甘、咸，寒。归心、肝经。

功效特点	主治病证
镇心安神	惊悸失眠怔忡
清肝明目消翳	肝热目赤翳障
收敛生肌	溃疡不敛；皮肤湿疹瘙痒

用法用量 内服入丸、散用，0.1~0.3g。外用适量。

歌诀 珍珠内服入丸散，明目消翳性属寒，
　　　　安神定惊味甘咸，解毒生肌归心肝。

4. 钩藤

药性 甘，凉。归肝、心包经。

功效特点	主治病证
息风止痉	肝经热极生风，惊痫抽搐；小儿惊风；破伤风

功效特点	主治病证
清热平肝	肝阳上亢眩晕

用法用量 煎服，3~12g；宜后下。

歌诀 钩藤药性属甘凉，功擅清热平肝阳，
息风止痉入心包，肝风心热皆可降。

5. 天麻

药性 甘，平。归肝经。

功效特点	主治病证
息风止痉	肝热惊风抽搐
平肝潜阳	肝阳上亢，眩晕头痛
祛风通络	风湿痹痛

用法用量 煎服，3~9g。研末冲服，每次
1~1.5g。

歌诀 天麻入肝性甘平，功效息风擅止痉，
平抑肝阳止眩晕，祛风通络除痹病。

6. 地龙

药性 咸，寒。归肝、脾、膀胱经。

功效特点	主治病证
清热息风	肝经高热狂躁；惊痫抽搐
清肺平喘	肺热喘咳；百日咳
通络止痛	风湿热痹；中风半身不遂
利尿消肿	水肿小便不利

用法用量 煎服，4.5~9g。鲜品 10~20g。研末吞服，每次 1~2g。外用适量。

歌诀 地龙咸寒善走窜，归经膀胱入脾肝，
　　　清热定惊息内风，通络利尿平咳喘。

7. 全蝎

药性 辛，平。有毒。归肝经。

功效特点	主治病证
息风止痉	急慢惊风；口眼歪斜
攻毒散结	疮疡肿毒；瘰疬结核
通络止痛	偏正头痛；风湿痹痛

用法用量 煎服，3~6g。研末吞服，每次 0.6~1g。外用适量。

使用注意 本品有毒，用量不宜过大。孕妇慎用。

歌诀　全蝎入肝辛平毒，息风止痉治抽搐，
　　　　攻毒散结疗疮疡，通络止痛孕忌服。

8. 蜈蚣

药性　辛，温。有毒。归肝经。

功效特点	主治病证
息风镇痉	小儿急惊；中风口眼歪斜；癫痫
解毒散结	疮疡肿毒；瘰疬恶疮；毒蛇咬伤
通络止痛	顽固性头痛；风湿痹痛

用法用量　煎服，3～5g。研末冲服，每次
0.6～1g。外用适量。

使用注意　本品有毒，孕妇忌用。

歌诀　蜈蚣辛温毒归肝，息风镇痉定惊痫，
　　　　攻毒散结除肿毒，通络止痛祛湿顽。

9. 僵蚕

药性　咸、辛，平。归肝、肺、胃经。

功效特点	主治病证
息风止痉	肝热、痰热惊风抽搐
祛风止痛、止痒	风热头痛目赤；咽喉肿痛；风疹瘙痒
化痰散结	瘰疬痰核；咳嗽痰多

用法用量 煎服，5~9g。研末吞服，每次 1~1.5g。

歌诀 僵蚕祛风咸辛平，定惊入肝肺胃经，
化痰散结治瘰疬，惊痫抽搐中风停。

第十六章　开窍药

本章歌诀

麝香活血善通窍，冰片止痛散火巧；
苏香辟浊止痹痛，菖蒲益志和中焦。

1. 麝香

药性　辛，温。归心、脾经。

功效特点	主治病证
开窍醒神	温热病热入心包，惊风、癫痫、中风等窍闭神昏证
活血散结	瘀血癥瘕；经闭；疮疡肿毒
消肿止痛	心腹暴痛；跌打损伤，瘀血疼痛
催产下胎	难产胎死腹中；胞衣不下

用法用量　入丸、散，每次 0.03 ~ 0.1g。外用适量。

使用注意 孕妇禁用。

歌诀 麝香温开第一药，开窍醒神疗效好，

辛温归经入心脾，活血通经肿痛消。

2. 冰片

药性 辛、苦，微寒。归心、脾、肺经。

功效特点	主治病证
开窍醒神	热病神昏
清热止痛	咽喉肿痛；口舌生疮；目赤肿痛；疮疡肿毒

用法用量 入丸、散，每次 0.15 ~ 0.3g。

使用注意 孕妇慎用。

歌诀 凉开之品属冰片，入心脾肺辛苦寒，

开窍醒神治热闭，清热止痛热毒散。

3. 苏合香

药性 辛，温。归心、脾经。

功效特点	主治病证
开窍辟秽	中风痰迷；惊痫抽搐；寒闭神昏
温中止痛	胸腹冷痛；冻疮

用法用量　入丸、散，0.3～1g。外用适量。

歌诀　寒闭要药苏合香，开窍醒神疗效棒，
　　　　药性辛温归心脾，辟秽止痛疗冻疮。

4. 石菖蒲

药性　辛、苦，温。归心、胃经。

功效特点	主治病证
开窍醒神	痰迷清窍昏厥；心悸怔忡，失眠多梦
化湿和胃	湿阻中焦痞满；噤口痢
宁神益志	健忘；耳鸣；耳聋

用法用量　煎服，3～9g。鲜品加倍。

歌诀　芳香开窍石菖蒲，醒神豁痰味辛苦，
　　　　和胃化湿止泻痢，归心宁神益耳目。

第十七章　补虚药

本章歌诀

第一节　补气药

太子人党西洋参，补益中气兼生津；
黄芪升阳固卫表，白术安胎燥湿淫；
山药固精止带下，健脾和中扁豆仁；
甘草缓急止咳喘，大枣养血安心神；
温肾强腰刺五加，绞股蓝草化痰饮；
红景天寒清肺热，沙棘活血瘀不存；
饴糖烊化止冷痛，蜂蜜解毒肺肠润。

第二节　补阳药

鹿茸益精筋骨强，反本还原河车良；
仙茅淫藿巴戟天，祛风除湿兴肾阳；
杜仲安胎扶正本，续断接折疗骨伤；

固精温脾补骨脂，肉苁锁阳润大肠；
暖中摄唾益智仁，菟丝沙苑明目光；
蛤蚧助肺平咳喘，虫草核桃肺肾康；
散寒止痛胡芦巴，蛤蟆油填肺阴伤；
暖肾阳起海狗肾，韭子不使腰膝凉；
温肺石英羊红膻，海马活血消疮疡。

第三节 补血药

当归止痛润通便，熟地养阴填精髓；
白芍柔肝营阴益，阿胶润肺止虚咳；
首乌黑发毒疟解，龙眼益心神志安；
楮实滋肾助腰膝，甘寒质润补血全。

第四节 补阴药

南北沙参津液生，百合止咳烦热清；
天冬麦冬润肺燥，石斛滋肾目光明；
玉竹生津心神安，健脾填髓属黄精；
平肝和胃明党参，枸杞滋阴益精神；
凉血止血墨旱莲，强腰乌发女贞灵；
桑椹益血止消渴，芝麻润脏肠道通；

龟板壮骨养心血，鳖甲散结退骨蒸。

第一节　补气药

1. 人参

药性　甘、微苦，微温。归肺、脾、心经。

功效特点	主治病证
大补元气	气虚欲脱，脉微欲绝证
补脾益肺	脾气亏虚证；肺气虚弱证
生津止渴	气津两伤口渴；消渴证
安神益智	气血两亏、神志失养之健忘、失眠、心悸

用法用量　煎服，3～9g；挽救虚脱可用15～30g。宜文火另煎，分次兑服。

使用注意　不宜与藜芦、五灵脂、莱菔子同用。

歌诀　人参甘温益肺脾，生津止渴补元气，救虚养心精神助，藜芦灵脂莱菔离。

2. 西洋参

药性　甘、微苦，凉。归肺、心、肾、脾经。

功效特点	主治病证
补气养阴，清热生津	气阴两虚证；津液亏虚证；消渴证

用法用量　另煎兑服，3~6g。

使用注意　不宜与藜芦同用。

歌诀　甘凉微苦西洋参，补益气虚养肺阴，
降火生津除烦渴，气阴两虚用之神。

3. 党参

药性　甘，平。归脾、肺经。

功效特点	主治病证
补中益气	中气不足证；脾肺气虚证
生津养血	气津两伤证；气血双亏证

用法用量　煎服，9~30g。

使用注意　不宜与藜芦同用。

歌诀　党参甘平归肺脾，生津养血补中气，

气血两虚可配伍，气津两伤轻证宜。

4. 太子参

药性 甘、微苦，平。归脾、肺经。

功效特点	主治病证
补气生津止渴	脾肺气阴不足证；肺虚咳嗽；津伤口渴

用法用量 煎服，9～30g。

歌诀 入脾补气太子参，平甘微苦用其根，
生津止渴润肺燥，小儿轻证效如神。

5. 黄芪

药性 甘，微温。归脾、肺经。

功效特点	主治病证
补气升阳	脾气虚弱证；中气下陷证
益卫固表	体虚自汗证
托疮生肌	气虚之痈疽日久不溃或溃后久不生肌
利水退肿	气虚水肿证

用法用量 煎服，9～30g。蜜炙可增强其

补中益气作用。

歌诀 黄芪甘温补中气，升阳举陷健肺脾，
　　　　益卫固表通水道，托里脓散利生肌。

6. 白术

药性 甘、苦，温。归脾、胃经。

功效特点	主治病证
补气健脾	脾胃气虚证
燥湿利水	水肿小便不利；痰饮积聚
固表止汗	体虚自汗
安胎	气虚胎动不安

用法用量 煎服，6~12g。炒用可增强补气健脾止泻作用。

使用注意 热病伤津及阴虚燥渴者不宜用。

歌诀 补气健脾一要药，白术甘苦有神效，
　　　　止汗安胎归脾胃，温燥除湿可利尿。

7. 山药

药性 甘，平。归脾、肺、肾经。

功效特点	主治病证
益气养阴，补脾肺肾	脾气虚弱证；肺阴虚证；肾阴虚证；消渴证

用法用量　煎服，15～30g。麸炒可增强补脾止泻作用。

歌诀　补脾肺肾怀山药，和中益气津液保，

味轻性缓甘平质，固精止带阴阳调。

8. 白扁豆

药性　甘，微温。归脾、胃经。

功效特点	主治病证
健脾化湿解暑	脾虚夹湿；暑湿吐泻

用法用量　煎服，10～15g。炒后可使健脾止泻作用增强。

歌诀　扁豆健脾擅和中，暑湿困滞吐泻重，

止呕止痢益胃气，脾虚夹湿每多用。

9. 甘草

药性　甘，平。归心、肺、脾、胃经。

功效特点	主治病证
补中益气	脾胃虚弱证；心虚动悸，脉结代证；脏躁证
祛痰止咳平喘	诸咳喘证
缓急止痛	脘腹、四肢拘挛疼痛
清热解毒	痈疽疮肿；咽喉肿痛；食物药物中毒
调和诸药	

用法用量　煎服，1.5～9g。

使用注意　不宜与京大戟、芫花、甘遂同用。大剂量久服可引起浮肿。

歌诀　补中益气炙甘草，咳嗽痰饮拘挛消，
　　　　甘平性缓止疼痛，清热解毒诸药调。

10. 大枣

药性　甘，温。归脾、胃、心经。

功效特点	主治病证
补中益气	中气不足证
养血安神	血虚失眠证；脏躁证
缓和药性	

用法用量　劈破煎服，6～15g。

歌诀　大枣补中性甘温，益气养血宁心神，

缓和毒烈护脾胃，擅除脏躁益妇坤。

11. 刺五加

药性 甘、微苦，温。归脾、肺、心、肾经。

功效特点	主治病证
补气安神	脾虚乏力；心悸气短；失眠；多梦；健忘
益肾强腰	腰膝酸软；肝肾不足；小儿行迟
活血通络	胸痹；风寒湿痹；跌打损伤，瘀血肿痛

用法用量 煎服，9～27g。

歌诀 补肾安神刺五加，益气健脾效果佳，活血通络强筋骨，久咳虚喘效通达。

12. 绞股蓝

药性 甘、苦，寒。归脾、肺经。

功效特点	主治病证
益气补中健脾	脾虚乏力；气津两虚
化痰止咳	痰热咳喘；燥咳劳嗽

功效特点	主治病证
清热解毒	热毒疮疡；咽喉肿痛

用法用量 煎服，10～20g；亦可泡服。

歌诀 补中益气绞股蓝，清热解毒苦甘寒，
　　　　生津止渴健脾胃，益肺止咳化痰涎。

13. 红景天

药性 甘，寒。归脾、肺经。

功效特点	主治病证
益气养阴安神	脾肺气虚证；心悸怔忡失眠
清肺止咳	肺热喘咳，虚咳劳咳
活血化瘀	跌打损伤，瘀血肿痛

用法用量 煎服，6～12g。

歌诀 补气益阴红景天，安神活血瘀滞散，
　　　　味甘健脾止带下，清肺止咳性偏寒。

14. 沙棘

药性 甘、酸，温。归脾、胃、肺、心经。

功效特点	主治病证
健脾消食	脾虚食少，便溏，泄泻
祛痰止咳	咳嗽痰多
活血祛瘀	跌打损伤，瘀血肿痛；心腹瘀血疼痛

用法用量 煎服，3~9g。

歌诀 沙棘健脾消积良，甘酸生津防食伤，
活血祛瘀止痹痛，止咳化痰煎膏尝。

15. 饴糖

药性 甘，温。归脾、胃、肺经。

功效特点	主治病证
补益中气	脾胃虚弱证之食少、便溏、泄泻
缓急止痛	虚寒脘腹拘挛疼痛
润肺止咳	肺燥咳喘证

用法用量 入汤剂须烊化冲服，每次15~20g。

使用注意 本品有助湿壅中之弊，湿阻中满者不宜服。

歌诀 补中益气白饴糖，味甘缓急止痛长，

润燥止咳敛肺气，入汤冲服须先烊。

16. 蜂蜜

药性 甘，平。归肺、脾、大肠经。

功效特点	主治病证
补中缓急止痛	中虚腹痛
润肺止咳	肺虚咳嗽；燥邪犯肺证
滑肠通便	津亏肠燥便秘
解毒疗疮	疮疡；烫伤及溃疡；用于炮制中药，解乌头毒

用法用量 煎服或冲服，15~30g，大剂量30~60g。

使用注意 本品助湿壅中，又能润肠，故湿阻中满及便溏泄泻者慎用。

歌诀 蜂蜜益气补中焦，解毒消疮润肺燥，甘平缓急止疼痛，濡泽通便和百药。

第二节 补阳药

1. 鹿茸

药性 甘、咸，温。归肾、肝经。

功效特点	主治病证
补肾阳，益精血	肾虚阳痿；宫冷不孕；崩漏带下；血虚证
强筋健骨	肾虚筋骨痿软；腰膝无力
调冲任，固带脉	冲任不固之带下
托疮毒	疮疡久溃不敛

用法用量 研末吞服，1~2g，或入丸、散。

使用注意 凡发热者均当忌服。

歌诀 鹿茸甘咸肾阳补，生精益血强筋骨，
固冲调任止带下，亦治疮疡与肿毒。

2. 紫河车

药性 甘、咸，温。归肺、肝、肾经。

功效特点	主治病证
补精，养血，益气	肾阳虚之精亏不孕；阳痿；气血不足；产后乳少；虚喘劳嗽

用法用量 1.5 ~ 3g，研末装胶囊服，也可入丸、散。

使用注意 阴虚火旺不宜单独应用。

歌诀 河车补阳益肾精，纳气定喘肺气兴，
滋补强壮养阴血，复本还原阴阳平。

3. 淫羊藿

药性 辛、甘、温。归肾、肝经。

功效特点	主治病证
补肾壮阳，祛风除湿	阳痿不育；风寒湿痹兼肾阳虚者

用法用量 煎服，3 ~ 15g。

使用注意 阴虚火旺者不宜服。

歌诀 壮阳要药仙灵脾，祛风除湿强腰膝，
辛甘性温治阳痿，归经肝肾奏效奇。

4. 巴戟天

药性 辛、甘，微温。归肾、肝经。

功效特点	主治病证
补肾助阳	肾阳虚之阳痿不举；宫冷不孕
祛风除湿	风寒湿痹兼肾阳虚者

用法用量 水煎服，5～15g。

使用注意 阴虚火旺及有热者不宜服。

歌诀 益肾助阳巴戟天，润燥温补性辛甘，

祛风除湿强筋骨，久服健体可延年。

5. 仙茅

药性 辛，热。有毒。归肾、肝经。

功效特点	主治病证
温肾壮阳	肾虚阳痿，早泄，遗精；宫冷不孕
祛寒除湿	寒湿痹证兼肾阳虚者

用法用量 煎服，5～15g。或酒浸服，亦入丸、散。

使用注意 阴虚火旺者忌服。本品燥烈有

毒，不宜久服。

歌诀 仙茅辛热补三焦，温肾助阳有奇效，
除湿散寒去冷痛，命门火衰治验骄。

6. 杜仲

药性 甘，温。归肝、肾经。

功效特点	主治病证
补肝肾，强筋骨	肾虚腰痛；阳痿
安胎	肾虚之胎动不安；习惯性堕胎

用法用量 煎服，10 ~ 15g。

使用注意 阴虚火旺者慎用。

歌诀 杜仲温补肝肾中，固冲调任安胎动，
强筋壮骨利腰膝，扶正固本炒增功。

7. 续断

药性 苦、辛，微温。归肝、肾经。

功效特点	主治病证
补益肝肾	肾阳虚腰痛脚弱
安胎止漏	肾虚胎漏；胎动不安

功效特点	主治病证
行瘀血，续筋骨	筋伤骨折；跌打损伤，瘀血肿痛

用法用量 煎服，9～15g，或入丸、散。外用适量，研末敷。崩漏下血宜炒用。

使用注意 风湿热痹者忌服。

歌诀 续断苦辛性温散，补益肝肾消内寒，
止血安胎调冲任，筋伤骨折损愈痊。

8. 肉苁蓉

药性 甘、咸，温。归肾、大肠经。

功效特点	主治病证
补肾助阳	肾虚阳痿遗精；宫冷不孕
润肠通便	肠燥便秘

用法用量 煎服，10～15g。

使用注意 阴虚火旺、大便泄泻、肠胃实热、大便秘结者不宜服。

歌诀 甘温肉蓉助肾阳，滋益精血补力强，
腰膝羸弱酸痛治，化生津液润燥肠。

9. 锁阳

药性　甘，温。归肝、肾、大肠经。

功效特点	主治病证
补肾助阳	肾阳亏虚之阳痿；不孕
润肠通便	肠燥便秘

用法用量　煎服，10～15g。

使用注意　阴虚阳亢、脾虚泄泻、实热便秘者忌服。

歌诀　温肾要药谓锁阳，亦可润下治燥肠，临证常与苁蓉配，相须为用功效强。

10. 补骨脂

药性　苦、辛，温。归肾、脾经。

功效特点	主治病证
补肾壮阳，固精缩尿	肾阳虚之阳痿遗精；遗尿尿频
温脾止泻，纳气平喘	脾虚泄泻，脾肾阳虚泄泻；虚寒喘咳

用法用量 煎服，5~15g。

使用注意 阴虚火旺及大便秘结者忌服。

歌诀 苦辛温燥补骨脂，阳痿遗精皆可治，
纳气定喘止劳嗽，暖脾止泻散寒湿。

11. 益智仁

药性 辛，温。归肾、脾经。

功效特点	主治病证
温脾开胃摄涎	脾阳虚泄泻；脘腹冷痛；痰涎自流
暖肾固精缩尿	肾虚遗尿遗精；崩漏下血

用法用量 煎服，3~10g。

歌诀 暖肾收涩益智仁，固精缩尿利肾本，
温脾开胃理唾涎，敛气摄津归命门。

12. 菟丝子

药性 辛、甘，平。归肾、肝、脾经。

功效特点	主治病证
补阳益阴，固精缩尿	肾虚阳痿；遗精；遗尿；带下；崩漏
养肝明目	肝肾阴虚之目暗不明
补脾止泻	脾虚溏泄
生津止渴	消渴
安胎	肾虚胎动不安

用法用量 煎服，10～20g。

使用注意 阴虚火旺、大便燥结、小便短赤者不宜服。

歌诀 菟丝平补益肾精，养血益肝利目睛，
强筋坚骨治胎动，味甘健脾泻痢停。

13. 沙苑子

药性 甘，温。归肝、肾经。

功效特点	主治病证
补肾固精	肾虚阳痿，腰痛，遗精滑精
养肝明目	肝肾亏损，目暗不明

用法用量 煎服，10～20g。

使用注意 阴虚火旺及小便不利者忌服。

歌诀 沙苑蒺藜补肝肾，固精止遗填虚损，

功兼益肝明目睛，助阳生精培之本。

14. 蛤蚧

药性 咸，平。归肺、肾经。

功效特点	主治病证
益精血，助肾阳	肾虚阳痿
补肺气，定喘嗽	虚喘劳嗽，肺虚咳喘

用法用量 煎服，5~10g；研末每次 1~2g，日 3 次；浸酒服用 1~2 对。

使用注意 风寒或实热咳喘忌服。

歌诀 补肺助肾一蛤蚧，善治虚喘效甚捷，
益精养血起阳痿，味咸性平服之悦。

15. 核桃仁

药性 甘，温。归肾、肺、大肠经。

功效特点	主治病证
补肾助阳	肾虚精亏之阳痿、遗精等
温肺定喘	肺肾虚寒喘咳
润肠通便	肠燥便秘

用法用量 煎服，10~30g。

使用注意 阴虚火旺、痰热咳嗽及便溏者不宜服用。

歌诀 补气养血核桃仁，甘温润肠益肺肾，
定喘纳气痰燥化，养肌黑发益命门。

16. 冬虫夏草

药性 甘，温。归肾、肺经。

功效特点	主治病证
补肾益肺，止血化痰	肾虚阳痿；肺虚久咳；病后体虚、自汗

用法用量 煎服，5~15g。也可入丸、散。

使用注意 有表邪者不宜用。

歌诀 冬虫夏草性甘温，益精兴阳固根本，
补肺暖肾定咳喘，劳嗽痰血去无痕。

17. 胡芦巴

药性 苦，温。归肾经。

功效特点	主治病证
温肾阳	寒疝腹痛；阳痿滑泄
逐寒湿	寒湿脚气

用法用量 煎服，3~10g；或入丸、散。

使用注意 阴虚火旺者忌用。

歌诀 胡芦巴苦温元脏，散寒止痛助肾强，
筋骨寒湿下肢冷，疝气腹痛效力彰。

18. 韭菜子

药性 辛、甘，温。归肾、肝经。

功效特点	主治病证
补肝肾，暖腰膝，壮阳固精	阳痿遗精；带下清稀；小便频数

用法用量 煎服，3~9g；或入丸、散服。

使用注意 阴虚火旺者忌服。

歌诀 韭菜子性辛甘温，壮阳固精补肝肾，
缩尿止带兼收涩，强筋壮骨利屈伸。

19. 阳起石

药性 咸，温。归肾经。

功效特点	主治病证
温肾壮阳	阳痿精冷；宫冷不孕

用法用量 煎服，3~6g，或入丸、散服。

使用注意 阴虚火旺者忌用。不宜久服。

歌诀 咸温药石唤阳起，温肾壮阳善止遗，
强阳起痿祛冷痛，固崩止漏强腰膝。

20. 紫石英

药性 甘，温。归心、肺、肾经。

功效特点	主治病证
镇心安神	心神不安；惊痫抽搐
温肺平喘	肺寒咳喘
温肾暖宫	元阳虚衰；宫冷不孕；崩漏带下

用法用量 煎服，9~15g。打碎先煎。

使用注意 阴虚火旺而不能摄精之不孕及肺热气喘者忌用。

歌诀 紫石英入心肺肾，甘温助阳调冲任，
润肺化痰平咳喘，质重镇惊安心神。

21. 海狗肾

药性 咸，热。归肾经。

功效特点	主治病证
暖肾壮阳	肾虚阳痿，精少不育
益精补髓	遗精滑精，腰膝痿软

用法用量 研末服，每次 1~3g，每日 2~3 次；入丸、散或泡酒服。

使用注意 阴虚火旺及骨蒸劳嗽等忌用。

歌诀 味咸性热海狗肾，暖肾壮阳补虚损，
益精填髓腰膝利，阴虚火旺用之慎。

22. 海马

药性 甘，温。归肝、肾经。

功效特点	主治病证
补肾壮阳	阳痿；腰酸；尿频；虚喘
活血散结	癥瘕积聚
消肿止痛	跌打肿痛；痈肿疮疖

用法用量 煎服，3~9g。外用适量。

使用注意 孕妇及阴虚火旺者忌服。

歌诀 海马甘温助肾阳，引火归原定喘良，
调气止痛消癥瘕，活血化瘀除痈疡。

23. 哈蟆油

药性 甘、咸，平。归肺、肾经。

功效特点	主治病证
补肾益精	肾虚盗汗；体弱羸瘦
养阴润肺	阴虚肺燥，劳嗽咳血

用法用量 煎服，3~10g；或入丸、散。

使用注意 外感初起及食少便溏者慎用。

歌诀 哈士蟆油甘咸平，滋阴益精肺肾行，
神衰体虚施即效，阴伤劳嗽咳血停。

24. 羊红膻

药性 辛、甘，温。归心、肾、肺、脾经。

功效特点	主治病证
温肾助阳	肾虚阳痿；精冷不育
健脾养心	脾虚倦怠；心悸失眠
温肺散寒	外感风寒咳喘
活血止痛	瘀血阻滞，胸痹心痛

用法用量 煎服，10～15g。外洗适量。

使用注意 阴虚内热、肺热咳嗽者忌用。

歌诀 辛甘壮阳羊红膻，补肾益脾温肺寒，

行气活血疗胸痹，起痿生精心神安。

第三节　补血药

1. 当归

药性 甘、辛，温。归肝、心、脾经。

功效特点	主治病证
补血调经	心肝血虚证；月经不调；经闭
活血止痛	痛经；胎前产后诸疾；跌仆损伤；痹痛麻木；痈疽疮疡
润肠通便	血虚肠燥证

用法用量 煎服，5～15g。

使用注意 湿盛中满、大便泄泻者忌服。

歌诀 当归甘辛质温润，活血补血当称君，

调经通便止痹痛，止咳降逆功不群。

2. 熟地黄

药性 甘，微温。归肝、肾经。

功效特点	主治病证
补血滋阴	血虚诸证
填精益髓	肝肾阴亏证；消渴证；经血亏虚证

用法用量 煎服，10~30g。

使用注意 本品性质黏腻，重用久服宜与陈皮、砂仁等同用。

歌诀 熟地填血益精髓，滋补真阴生肾水，
味甘微温归肝肾，需伍陈皮防碍胃。

3. 白芍

药性 苦、酸，微寒。归肝、脾经。

功效特点	主治病证
养血敛阴	肝血亏虚证；月经不调；体虚多汗证
平抑肝阳	阴虚动风证；肝阳上亢证，头痛眩晕
柔肝止痛	肝旺腹痛证

用法用量　煎服，5～15g；大剂量 15～30g。

使用注意　阳衰虚寒之证不宜用。反藜芦。

歌诀　白芍敛阴血液养，柔肝止痛抑肝阳，
　　　　酸涩止汗调营卫，可配甘草拘挛防。

4. 阿胶

药性　甘，平。归肺、肝、肾经。

功效特点	主治病证
补血止血	血虚诸证；吐衄、崩漏等出血证
滋阴润肺	肺热阴虚证；虚劳喘咳；阴虚燥咳

用法用量　5～15g。入汤剂宜烊化冲服。

使用注意　脾胃虚弱者慎用。

歌诀　补血养阴驴皮胶，甘平质润消肺燥，
　　　　止血固崩滋肾水，烊化服用收奇效。

5. 何首乌

药性　苦、甘、涩，微温。归肝、肾经。

功效特点	主治病证
制用补肝肾，益精血	精血亏虚，须发早白
生用解毒截疟	久疟；痈疮肿毒；瘰疬
润肠通便	肠燥便秘

用法用量　煎服，10～30g。

使用注意　大便溏泄及湿痰较重者不宜用。

歌诀　苦甘温涩何首乌，制用强筋肝肾补，
　　　　益精养血乌须发，生品润肠解疟毒。

6. 龙眼肉

药性　甘，温。归心、脾经。

功效特点	主治病证
补心脾，益气血	心脾两虚；气血两亏，失眠健忘

用法用量　煎服，10～25g；大剂量30～60g。

使用注意　湿盛中满或有停饮、痰、火者忌服。

歌诀　龙眼安志可强魂，补益心脾性甘温，
　　　　养气补血长心智，耳聪目明能轻身。

7. 楮实子

药性 甘，寒。归肝、肾经。

功效特点	主治病证
滋肾养血	腰膝酸软；虚劳骨蒸；头晕目昏
清肝明目	肝热目赤，翳障昏花
利尿消肿	水肿胀满

用法用量 煎服，6~9g，或入丸、散。外用捣敷。

使用注意 虚寒证患者慎用。

歌诀 楮实甘寒归肝肾，清肝明目翳无存，
强筋健骨壮腰膝，利尿消肿水肿停。

第四节 补阴药

1. 北沙参

药性 甘、微苦，微寒。归肺、胃经。

功效特点	主治病证
养阴清肺	阴虚劳嗽
生津益胃	胃阴虚证

用法用量 煎服，4.5~9g。

使用注意 反藜芦。

歌诀 甘润苦寒北沙参，止咳润燥补肺阴，
向来不与藜芦共，益胃止渴又生津。

2. 南沙参

药性 甘，微寒。归肺、胃经。

功效特点	主治病证
养阴清肺祛痰	肺燥或肺热咳嗽；阴虚劳嗽
益胃生津	胃阴虚证，大便秘结

用法用量 煎服，9~15g。

使用注意 反藜芦。

歌诀 南参味甘性微寒，滋阴润肺祛痰涎，
补益脾气生津液，不与藜芦一并煎。

3. 百合

药性 甘，微寒。归肺、心、胃经。

功效特点	主治病证
润肺止咳	肺虚劳嗽，咳血
清心安神	心神不安

用法用量　煎服，6～12g。蜜炙可增加润肺作用。

歌诀　百合清热润肺燥，养阴止咳痰涎少，
　　　　清心安神补虚劳，甘寒胃热脘痛消。

4. 麦冬

药性　甘、微苦，微寒。归胃、肺、心经。

功效特点	主治病证
润肺养阴	燥邪伤肺；阴虚劳嗽
益胃生津	胃阴虚；内热消渴
清心除烦	心烦失眠
润肠通便	肠燥便秘

用法用量　煎服，6～12g。

歌诀　麦冬味甘微寒苦，滋阴益胃津液足，
　　　　润肺清热干咳止，养心安神烦躁除。

5. 天冬

药性 甘、苦，寒。归肺、肾、胃经。

功效特点	主治病证
清肺降火	燥热咳嗽；虚劳咳嗽
养阴润燥	热病伤阴；内热消渴；肠燥便秘；咽喉肿痛

用法用量 煎服，6～12g。

使用注意 脾虚泄泻、痰湿内盛者忌用。

歌诀 甘润苦寒天门冬，滋阴降火肾气通，
益胃生津去火热，止咳祛痰清肺中。

6. 石斛

药性 甘，微寒。归胃、肾经。

功效特点	主治病证
养胃生津	热病津伤证；胃阴虚证
滋阴清热	阴虚发热证
明目强腰	阴虚视物昏花；腰膝软弱

用法用量 煎服，6～12g。鲜用可用15～30g。

歌诀　石斛甘寒养胃阴，清热明目能生津，
　　　　　补益劳损降虚火，亦治腰软骨蒸侵。

7. 玉竹

药性　甘，微寒。归肺、胃经。

功效特点	主治病证
滋阴润肺	肺阴虚
生津养胃	胃阴虚证；阴虚外感证；消渴证

用法用量　煎服，6～12g。

歌诀　玉竹微寒擅清热，生津润燥济干渴，
　　　　　阴虚烦躁服之消，益阴清心安魂魄。

8. 黄精

药性　甘，平。归脾、肺、肾经。

功效特点	主治病证
养阴润肺	阴虚劳嗽证；肺燥咳嗽；肾虚精亏证；消渴证
补脾益气	脾胃虚弱证

用法用量　煎服，9～15g。

歌诀　黄精气阴双样补，补肾益精强筋骨，

止咳平喘润肺燥，养胃健脾倦怠除。

9. 明党参

药性 甘、微苦，微寒。归肺、脾、肝经。

功效特点	主治病证
润肺化痰	肺热咳嗽；虚热痰嗽
养胃和胃	胃热津伤
平肝	阴虚阳亢

用法用量 煎服，6～12g。

歌诀 甘苦微寒明党参，养肺润燥化痰饮，
滋阴平肝抑阳气，和胃清热补气津。

10. 枸杞子

药性 甘，平。归肝、肾经。

功效特点	主治病证
滋肾平肝明目	肝肾阴虚证；阴血亏虚证
润肺止咳	阴虚劳嗽证

用法用量 煎服，6～12g。

歌诀 枸杞滋阴性甘平，明目主入肝肾经，
补益精血腰膝壮，润肺止咳功效精。

11. 墨旱莲

药性 甘、酸，寒。归肝、肾经。

功效特点	主治病证
滋补肝肾	肝肾阴虚证
凉血止血	血热出血证

用法用量 煎服，6~12g。

歌诀 甘酸性寒墨旱莲，滋阴清热入肾肝，
凉血止血治吐衄，乌须黑发速生繁。

12. 女贞子

药性 甘、苦，凉。归肝、肾经。

功效特点	主治病证
补肝益肾	肝肾阴虚；阴虚内热
清热明目	阴虚视物不清；肝热目赤肿痛

用法用量 煎服，6~12g。

歌诀 女贞味甘苦寒凉，补益肝肾滋阴良，
清退虚热乌须发，强腰明目效非常。

13. 桑椹

药性　甘、酸，寒。归肝、肾经。

功效特点	主治病证
滋阴补血	阴亏血虚证
生津止渴	津伤口渴证；消渴证
润肠通便	肠燥便秘

用法用量　煎服，9～15g。

歌诀　滋阴补血用桑椹，甘酸性寒归肝肾，
　　　　凉血退热利头目，润肠通便又生津。

14. 黑芝麻

药性　甘，平。归肝、肾、大肠经。

功效特点	主治病证
补益精血	精血亏虚，头晕眼花
润肠通便	津亏肠燥便秘

用法用量　煎服，9～15g。或入丸、散剂。

歌诀　平和滋养黑芝麻，补益肝肾乌须发，
　　　　甘香质润滑肠道，填补五脏精髓达。

15. 龟甲

药性 甘，寒。归肾、肝、心经。

功效特点	主治病证
滋阴潜阳	阴虚阳亢之头晕目眩；虚风内动之抽搐；阴虚发热
益肾健骨	肾虚骨软，小儿行迟
养血补心	心虚惊悸，失眠健忘
凉血止血	血热崩漏、月经过多等出血证

用法用量 煎服，9~24g。宜先煎。

歌诀 龟甲甘寒以养阴，功效可达心肝肾，
益肾健骨退虚热，安神定志固冲任。

16. 鳖甲

药性 甘、咸，寒。归肝、肾经。

功效特点	主治病证
滋阴潜阳，退热除蒸	虚风内动；阴虚发热
软坚散结截疟	疟疾；癥瘕积聚

用法用量 煎服，9~24g。宜先煎。

歌诀 滋阴清热鳖甲煎，除蒸退热肝阳潜，
软坚散结消癥瘕，归经肝肾甘咸寒。

第十八章 收涩药

本章歌诀

固表止汗麻黄根，小麦除热益气阴；
糯稻根须壮胃津，五味收涩补心肾；
乌梅敛肺安蛔痛，五倍固精疮不存；
止痢止痛罂粟壳，诃子利咽开声音；
杀虫止血石榴皮，肉蔻行气脾胃温；
敛疮生肌赤石脂，余粮止带孕妇慎；
补益肝肾山茱萸，乌发明目用覆盆；
补肾助阳桑螵蛸，海蛸制酸收疮疹；
金樱涩肠止泻痢，莲子安神补虚损；
化瘀止痛刺猬皮，止带鸡冠芡实椿。

第一节　固表止汗药

1. 麻黄根

药性　甘、微涩，平。归肺经。

功效特点	主治病证
固表止汗	表虚自汗；阴虚盗汗；各种虚汗

用法用量　煎服，3～9g。外用适量。

使用注意　有表邪者忌用。

歌诀　麻黄根甘微涩平，固表止汗入肺经，
　　　　自汗盗汗咸可治，表邪患者应忌用。

2. 浮小麦

药性　甘，凉。归心经。

功效特点	主治病证
益气除热止汗	表虚自汗；骨蒸劳热；阴虚盗汗发热

用法用量　煎服，15～30g；研末服3～5g。

使用注意　表邪汗出者忌用。

歌诀 浮麦止汗固肌表，自汗盗汗皆可疗，
甘凉入心益气阴，阴虚骨蒸劳热消。

3. 糯稻根须

药性 甘，平。归心、肝经。

功效特点	主治病证
益胃生津，止汗退热	表虚自汗；阴虚盗汗；骨蒸潮热

用法用量 煎服，15～30g。

歌诀 糯稻根须性甘平，力缓主归心肝经，
固卫肌表止虚汗，益胃生津虚热清。

第二节　敛肺涩肠药

1. 五味子

药性 酸、甘，温。归肺、心、肾经。

功效特点	主治病证
敛肺滋肾	肺虚久咳；肾虚作喘
生津敛汗	津伤口渴，消渴；自汗盗汗

功效特点	主治病证
涩精止泻	遗精滑精；久泻不止
宁心安神	心悸，失眠，多梦

用法用量　煎服，3~6g；研末服，1~3g。

使用注意　凡表邪未解，内有实热，咳嗽初起，麻疹初期，均不宜用。

歌诀　五味敛肺入心肾，酸涩止泻药性温，
　　　　益气生津除消渴，补肾涩精能安神。

2. 乌梅

药性　酸、涩，平。归肝、脾、肺、大肠经。

功效特点	主治病证
敛肺止咳	肺虚久咳
涩肠止泻	久泻久痢
生津止渴	津伤口渴，消渴
安蛔止痛	蛔厥腹痛，四肢厥冷

用法用量　煎服，3~10g，大剂量可用至30g。止泻止血宜炒炭用。

使用注意　外有表邪或内有实热积滞者均

不宜服。

歌诀　乌梅性平入肝脾，酸涩止咳奏效奇，
　　　　生津止渴亦止泻，安蛔止痛属第一。

3. 五倍子

药性　酸、涩，寒。归肺、大肠、肾经。

功效特点	主治病证
敛肺降火	肺虚久咳；肺热咳嗽
涩肠止泻	久泻，久痢
固精止遗	遗精滑精
敛汗	自汗盗汗
止血	崩漏下血，便血，痔血
收湿敛疮	湿疮；肿毒

用法用量　煎服，3~9g；入丸、散服，每次1~1.5g。外用适量。

使用注意　湿热泻痢者忌用。

歌诀　五倍生用寒酸收，敛肺降火止咳嗽，
　　　　涩精止血收湿疮，止汗止泻止崩漏。

4. 罂粟壳

药性　酸、涩，平。有毒。归肺、大肠、

肾经。

功效特点	主治病证
敛肺止咳	肺虚久咳
涩肠止泻	久泻久痢
止痛	心腹瘀血疼痛；跌打损伤筋骨诸痛

用法用量　煎服，3～6g。止咳蜜炙用，止血止痛醋炒用。

使用注意　本品过量或持久服用易成瘾。咳嗽或泻痢初起邪实者忌用。

歌诀　罂粟效佳外壳功，酸涩有毒炮制用，
　　　　涩肠止泻一圣药，敛肺止咳止剧痛。

5. 诃子

药性　苦、酸、涩，平。归肺、大肠经。

功效特点	主治病证
敛肺下气，利咽	肺虚喘咳；失音
涩肠止泻	久泻久痢，脱肛

用法用量　煎服，3～10g。涩肠止泻宜煨用，敛肺清热、利咽开音宜生用。

使用注意　凡外有表邪、内有湿热积滞者

忌用。

歌诀 诃子性酸能涩肠，久泻久病常用方，
敛肺下气止咳喘，利咽开音尤擅长。

6. 石榴皮

药性 酸、涩，温。归大肠经。

功效特点	主治病证
涩肠止泻	久泻久痢
杀虫消积	蛔虫病；绦虫病；蛲虫病
收敛止血	崩漏；便血

用法用量 煎服，3 ~ 10g。入汤剂生用，
入丸、散多炒用，止血多炒炭用。

歌诀 石榴酸涩入大肠，止泻止痢治脱肛，
功擅涩肠兼杀虫，收敛止血功效良。

7. 肉豆蔻

药性 辛，温。归脾、胃、大肠经。

功效特点	主治病证
涩肠止泻	久泻不止；虚寒泻痢
温中行气	脘腹有寒气滞，冷痛胀满

用法用量 煎服，3～9g；入丸、散服，每次0.5～1g。

使用注意 湿热泻痢者忌用。

歌诀 肉蔻辛温涩力强，涩肠止泻显专长，
温中行气脾胃安，内服煨熟去油良。

8. 赤石脂

药性 甘、涩，温。归大肠、胃经。

功效特点	主治病证
涩肠止泻	脾胃虚寒泻痢；脱肛
止血止带	崩漏下血；带下
外用生肌敛疮	疮疡久溃不敛

用法用量 煎服，10～20g。外用适量。

使用注意 湿热积滞泻痢者忌服。孕妇慎用。畏官桂。

歌诀 石脂涩肠止泻忙，滑脱不禁配余粮，
止血止带治崩漏，敛疮生肌疗外伤。

9. 禹余粮

药性 甘、涩，平。归胃经。

功效特点	主治病证
涩肠止泻	久泻，久痢
止血止带	崩漏下血；带下

用法用量　煎服，10～20g。

使用注意　孕妇慎用。

歌诀　大禹余粮甘涩平，功专收敛归胃经，
　　　　　固涩止带止泻痢，善治下焦出血病。

第三节　固精缩尿止带药

1. 山茱萸

药性　酸、涩，微温。归肝、肾经。

功效特点	主治病证
补益肝肾	肝肾亏损之头晕耳鸣，腰膝无力；阳痿
收敛固涩	滑精遗精；表虚自汗；崩漏

用法用量　煎服，5～10g，急救固脱20～30g。

使用注意　素有湿热而致小便淋涩者，不

宜应用。

歌诀 山中茱萸酸涩使，归入肝肾平补之，
固精止遗之要药，调固冲任崩漏止。

2. 覆盆子

药性 甘、酸，微温。入肝、肾经。

功效特点	主治病证
益肾固精缩尿	肝肾亏虚之滑精、尿频、目暗不明

用法用量 煎服，5~10g。

歌诀 覆盆甘酸入肝肾，益肾固精缩尿频，
滑精目暗疗效显，功擅壮阳护腰肾。

3. 桑螵蛸

药性 甘、咸，平。归肝、肾经。

功效特点	主治病证
补肾助阳，固精缩尿	肝肾亏虚之滑精、尿频；阳痿

用法用量 煎服，6~10g。

使用注意 阴虚多火、膀胱有热而小便频

数者忌用。

歌诀 甘咸桑蛸性平稳，固精缩尿归肝肾，
补肾助阳治阳痿，益精通淋功效神。

4. 金樱子

药性 酸、涩，平。归肾、膀胱、大肠经。

功效特点	主治病证
固精缩尿	肾虚滑精；尿频；白带过多
涩肠止泻	久泻，久痢

用法用量 煎服，6～12g。

歌诀 酸涩金樱性属平，固精缩尿治尿频，
涩肠止泻止久痢，滑精崩带遗尿停。

5. 海螵蛸

药性 咸、涩，微温。归肝、肾经。

功效特点	主治病证
收敛止血	肺胃出血；崩漏
固精止带	遗精滑精；带下
制酸止痛	胃痛泛酸
收湿敛疮	湿疹湿疮；溃疡多脓

用法用量 煎服，6～12g。散剂酌减。外用适量。

歌诀 海蛸咸涩肝肾主，固精止带常配伍，

收敛止血止胃酸，外用收湿疮疹除。

6. 莲子

药性 甘、涩，平。归脾、心、肾经

功效特点	主治病证
补脾止泻	脾虚久泻久痢
益肾固精带	肾虚遗精、滑精；带下
养心安神	心肾不交之虚烦、惊悸、失眠

用法用量 煎服，10～15g，去心打碎用。

歌诀 莲子甘平补涩谐，固精止遗效甚捷，

益肾养心能安神，补脾涩肠治久泻。

7. 芡实

药性 甘、涩，平。归脾、肾经。

功效特点	主治病证
补脾祛湿	脾虚有湿之久痢；带下
益肾固精	肾虚滑精、遗尿

用法用量 煎服，10~15g。

歌诀 芡实甘涩归肾脾，益肾固精强腰膝，
　　　　健脾除湿兼止泻，虚实带下用之奇。

8. 刺猬皮

药性 苦、涩，平。归肾、胃、大肠经。

功效特点	主治病证
收敛止血	便血、痔疮出血等下焦出血
固精缩尿	遗精；遗尿
化瘀止痛	胃痛

用法用量 煎服，3~10g；研末服1.5~3g。

歌诀 刺猬之皮苦涩平，入肾缩尿并固精，
　　　　收敛止血治肠风，化瘀止痛入胃经。

9. 椿皮

药性 苦、涩，寒。归大肠、肝经。

功效特点	主治病证
清热燥湿，涩肠止泻	湿热泻痢；赤白久痢
止血	崩漏；便血
杀虫	蛔虫病；疥癣

用法用量 煎服，6~9g；外用适量。

使用注意 脾胃虚寒者慎用。

歌诀 味苦涩寒属椿皮，清热燥湿带下离，
收敛杀虫崩漏止，涩肠功擅治泻痢。

10. 鸡冠花

药性 甘、涩，凉。归肝、大肠经。

功效特点	主治病证
凉血止血	各种出血证
止带止痢	带下；赤白泻痢

用法用量 煎服，6~15g。

使用注意 瘀血阻滞之崩漏及湿热下痢初起兼有寒热表证者不宜使用。

歌诀 鸡冠花甘凉涩齐，收敛止带泻痢息，
凉血止血清实热，肠风痔漏下血止。

第十九章　涌吐药

本章歌诀

涌吐痰涎酒常山，瓜蒂下水祛黄疸；
中病即止养胃气，收湿蚀疮以胆矾。

1. 常山

药性　苦、辛，寒。有毒。归肺、心、肝经。

功效特点	主治病证
涌吐痰涎	胸中痰饮证
截疟	疟疾

用法用量　煎服，4.5～9g；入丸、散酌减。涌吐可生用，截疟宜酒制用。

使用注意　用量不宜过大，体虚及孕妇不宜用。

歌诀 常山有毒药性寒，归经主入肺心肝，

截疟要药效果良，辛开苦泄涌痰涎。

2. 瓜蒂

药性 苦，寒。有毒。归胃经。

功效特点	主治病证
涌吐痰食	风痰；宿食停滞；误食毒物
祛湿退黄	湿热黄疸

用法用量 煎服，2.5 ~ 5g；入丸、散服，每次 0.3 ~ 1g。外用适量。

使用注意 体虚、吐血、咯血、胃弱、孕妇及上部无实邪者忌用。

歌诀 瓜蒂有毒性苦寒，主治宿食停胃脘，

亦疗风痰食中毒，内服外用治黄疸。

3. 胆矾

药性 酸、涩、辛，寒。有毒。归肝、胆经。

功效特点	主治病证
涌吐痰涎	风痰壅塞；喉痹；误食毒物
解毒收湿	口疮；牙疳；风眼赤烂
祛腐蚀疮	肿毒不破，胬肉疼痛

用法用量 温水化服，0.3～0.6g。外用适量。

使用注意 体虚者忌用。

歌诀 胆矾辛寒涩且酸，解毒收湿归肝胆，
涌吐风痰及毒物，祛腐蚀疮治风眼。

第二十章 攻毒杀虫止痒药

本章歌诀

解毒燥湿有雄黄，硫黄杀虫止瘙痒；
白矾化痰解热毒，祛风壮阳有蛇床；
蟾酥樟脑开心窍，通络散结木鳖长；
大蒜消肿止泻痢，散风止痛露蜂房；
杀虫瘴癣土荆皮，外用炮法把毒解。

1. 雄黄

药性 辛，温。有毒。归肝、胃、大肠经。

功效特点	主治病证
攻毒燥湿杀虫	痈疽疔疮；疥癣；虫毒蛇伤；虫积腹痛
祛痰平喘定惊	哮喘；惊痫；破伤风

用法用量 外用适量，研末敷，香油调搽或烟熏。内服 0.05 ~ 0.1g，入丸、散用。

使用注意 内服宜慎，不可久服。孕妇禁用。切忌火煅。

歌诀 雄黄有毒消疮癣，祛痰截疟平喘满，
擅治疔疽及蛇咬，切记不宜用火煅。

2. 硫黄

药性 酸，温。有毒。归肾、大肠经。

功效特点	主治病证
杀虫疗癣	疥癣；湿疹
壮阳通便	肾火虚衰证；虚寒性便秘

用法用量 外用适量，研末敷或加油调敷患处。内服 1.5 ~ 3g，炮制后入丸、散服。

使用注意 阴虚火旺及孕妇忌服。

歌诀 硫黄酸温归大肠，解毒杀虫治癣疮，
善除虚喘与便秘，补火助阳精神爽。

3. 白矾

药性 酸、涩，寒。归肺、脾、肝、大

肠经。

功效特点	主治病证
解毒杀虫	疮疡疥癣
燥湿止痒	湿疹瘙痒
止血止泻	吐衄；崩漏下血；泻痢
清热消痰	肺热痰迷，癫痫发狂
祛湿退黄	湿热黄疸

用法用量 外用适量，研末撒布、调敷或化水洗患处。内服 0.6 ~ 1.5g，入丸、散服。

使用注意 体虚胃弱及无湿热痰火者忌服。

歌诀 白矾酸涩归肝肠，外用收湿功最强，内服止血又化痰，涩肠止泻能退黄。

4. 蛇床子

药性 辛、苦，温。有小毒。归肾经。

功效特点	主治病证
燥湿杀虫	湿疹湿疮；疥癣瘙痒
祛风散寒	风疹瘙痒；寒湿带下
温肾壮阳	肾阳虚之阳痿、宫冷不孕

用法用量 外用适量，多煎汤熏洗或研末调敷。内服 3～9g。

使用注意 阴虚火旺或下焦有湿热者不宜内服。

歌诀 蛇床子性辛苦温，微有小毒能入肾，

杀虫止痒兼燥湿，温肾壮阳强根本。

5. 蟾酥

药性 辛，温。有毒。归心经。

功效特点	主治病证
解毒消肿	痈疽疔疮；咽喉肿痛；癌肿；瘰疬痰核
开窍辟秽	痧胀腹痛，吐泻昏厥
消积止痛	小儿疳积；各种疼痛

用法用量 内服 0.015～0.03g，研细，多入丸、散用。外用适量。

使用注意 内服慎勿过量。外用不可入目。孕妇忌用。

歌诀 蟾酥辛温归心经，治疗痈疽功效灵，

开窍醒神祛暑湿，辟秽消积止疼痛。

6. 樟脑

药性 辛，热。有毒。归心、脾经。

功效特点	主治病证
除湿杀虫	疥癣；疮疡；脚气肿痛
温散止痛	牙痛；跌打伤痛
开窍辟秽	痧胀腹痛，吐泻昏厥

用法用量 外用适量，研末撒布或调敷。内服 0.1~0.2g，入散剂或用酒溶化服。

使用注意 气虚阴亏有热及孕妇忌服。

歌诀 樟脑辛热归心脾，功善杀虫除湿气，
温散止痛疗牙疾，芳香开窍秽浊辟。

7. 木鳖子

药性 苦、微甘，凉。有毒。归肝、脾、胃经。

功效特点	主治病证
攻毒疗疮	疮疡肿毒；瘰疬；疥癣；恶疮
消肿散结	乳痈肿痛；痔疮肿痛

用法用量 外用适量，研末，用油或醋调

涂患处。内服 0.6～1.2g，多入丸、散用。

使用注意 孕妇及体虚者忌服。

歌诀 木鳖有毒凉苦甘，归经入脾胃和肝，

攻毒疗疮除痈肿，消瘀散结治拘挛。

8. 土荆皮

药性 辛，温。有毒。归肺、脾经。

功效特点	主治病证
燥湿止痒，杀虫疗癣	疥癣湿疹，皮肤瘙痒

用法用量 外用适量，酒或醋浸涂擦，或研末调涂患处。不可内服。

歌诀 辛温有毒土荆皮，杀虫止痒入肺脾，

祛湿疗癣治湿疹，只供外用效力奇。

9. 蜂房

药性 甘，平。归胃经。

功效特点	主治病证
攻毒杀虫	痈疽疮毒；喉痹牙痛；绦虫、蛔虫病
祛风止痛	风疹瘙痒；瘰疬癌肿；风湿痹痛

用法用量 外用适量，研末用油调敷或煎

水漱口，或熏洗患处。内服，3 ~ 5g。

歌诀　千疮百孔是蜂房，攻毒杀虫善疗疮，
　　　　药性甘平归胃经，祛风止痛功效良。

10. 大蒜

药性　辛，温。归脾、胃、肺经。

功效特点	主治病证
消肿解毒，杀虫止痢	痈疽疮肿；皮肤癣痒；肺痨；痢疾；泄泻；钩虫或蛲虫病

用法用量　外用适量，捣敷，切片擦或隔蒜灸。内服 5 ~ 10g。

使用注意　阴虚火旺及有目、舌、喉、口齿诸疾者不宜服用。孕妇忌灌肠用。

歌诀　解毒杀虫是大蒜，用治痈疔疗疥癣，
　　　　辛温入肺归脾胃，消肿止痢功效全。

第二十一章　拔毒化腐生肌药

本章歌诀

蚀疮祛腐有砒石，升药轻粉慎用之；
拔毒生肌祛顽癣，硼砂铅丹炉甘石。

1. 升药

药性　辛，热。有大毒。归肺、脾经。

功效特点	主治病证
拔毒提脓祛腐	痈疽疮毒；梅毒；顽癣

用法用量　外用适量。不能内服。

使用注意　本品有大毒，外用亦不可过量或持续使用。外疡腐肉已去或脓水已尽者，不宜用。

歌诀　升药有毒慎过量，拔毒去腐陈久良，不可内服多外用，排脓消疮功效强。

2. 轻粉

药性　辛，寒。有毒。归大肠、小肠经。

功效特点	主治病证
攻毒杀虫敛疮	疮疡溃烂；梅毒；疥癣；湿疹瘙痒
利水通便	水肿小便不利；便秘

用法用量　外用适量，研末调服或干掺，或制膏外贴。内服每次 0.1 ~ 0.2g，入丸、散服。

使用注意　本品有毒，内服宜慎，且服后应漱口。体虚及孕妇忌服。

歌诀　轻粉有毒性辛寒，攻毒杀虫敛疮癣，
外用可治肤溃烂，通利二便除胀满。

3. 砒石

药性　辛，大热。有大毒。归肺、肝经。

功效特点	主治病证
蚀疮祛腐杀虫	瘰疬；恶疮腐肉不脱；痔肿；癣疾
劫痰平喘截疟	寒痰哮喘；疟疾

用法用量 外用适量，研末撒敷，宜作复方散剂或入膏药、药捻用。内服一次 0.002～0.004g，入丸、散。

使用注意 本品剧毒，内服宜慎，孕妇忌服。忌火煅。

歌诀 砒石辛热有剧毒，外用杀虫擅祛腐，
劫痰平喘兼截疟，寒痰哮喘疟疾无。

4. 铅丹

药性 辛，微寒。有毒。归心、肝经。

功效特点	主治病证
外用拔毒收湿，敛疮生肌	痈疽恶疮；湿疹癣痒；狐臭
内服坠痰镇惊，攻毒截疟	惊痫癫狂；疟疾

用法用量 外用适量，研末撒布或熬膏贴敷。内服每次 0.3～0.6g，入丸、散服。

使用注意 本品有毒，应慎用。

歌诀 铅丹有毒效力强，拔毒生肌止虫痒，

　　　　疮疡溃烂酒齄鼻，坠痰截疟镇惊狂。

5. 炉甘石

药性 甘，平。归肝、胃经。

功效特点	主治病证
解毒明目退翳	目赤肿痛；眼睑赤烂；翳障
收湿敛疮止痒	皮肤湿疹，溃疡不敛，脓水淋漓

用法用量 外用适量，研末撒布或调敷，水飞点眼，吹喉。一般不内服。

歌诀 收湿止痒炉甘石，明目退翳治眼疾，

　　　　用法独特效神奇，点眼吹喉不服食。

6. 硼砂

药性 甘、咸，凉。归肺、胃经。

功效特点	主治病证
清热解毒消肿	咽喉肿痛；口舌生疮；目赤翳障肿痛
清肺化痰	肺热咳嗽

用法用量 外用适量；内服 1.5～3g，入丸、散用。

歌诀 硼砂味甘咸性凉，善消口舌火生疮，

清肺化痰疗热咳，清热解毒除翳障。